傷寒雑病論

『傷寒論』『金匱要略』

（三訂版）

日本漢方協会学術部 編

東洋学術出版社

前言

この度、日本漢方協会は、創立十周年を記念して、同協会学術部より、『傷寒論』と『金匱要略』を合刻して、『傷寒雑病論』として出版する運びとなった。

月日のたつのは速いもので、根本光人氏より協会設立の相談をうけて、日本漢方協会が創立されてから、十年の歳月が流れた。そしてこの十年間には、日本の漢方界は種々の変動を経験した。健康保険診療の漢方薬採用、日中国交回復による日中学術交流の深まり、それに従う針麻酔や中医学理論の流入などがあった。しかし漢方界全体としてみれば、一般民衆の漢方に対する認識が高まったばかりではなく、医療界においても、ようやく漢方に対する関心が深まる傾向になってきた。このような状況の中で漢方を学ぶものは、更に心して正しい漢方の研究に十分な努力をしなければならない。

『傷寒論（古くは傷寒雑病論）』『黄帝内経素問』『神農本草経』は、中国医学の三大古典であることは、昔も今も変わりはない。その中で『傷寒論』は中医学を学ぶ者にとっては、研究すべき必須の古典であるという。現在の中国においても、『傷寒論』関係の出版が続々と行なわれ、その研究の重要さがうかがわれる。

さて、日本の漢方、特に古方派漢方は、傷寒、金匱の研究から出発していることは周知の通りである。『傷寒論』は『傷寒論』の理論で解釈するという考え方、それに腹診の発達が加わり、親験実施を精神とした古方派漢方は中医学と違う発展をとげて今日に至っている。『傷寒論』の最も古いとみられる章句（古方派はこれを本文と称する）は、病気の症状、経過を述べ、それに対する治療法（薬方）をあげているだけで、特別の理屈で説明していない。もしその臨床的観察が正しく、適用した薬方が有効であるなら、後世の人がそれを追試しても同じ効果をあげ得る筈である。事実を正しく把握していたら、二千年を経ても、その事実には変りはない筈である。後世、何千何万の人が『傷寒論』を追試して、『傷寒論』の事実の把握の正しさを確認してきたわけで、これが『傷寒論』を今日に至るまで、最も価値ある医書として継承してきた所以であると考える。西洋医学を学んだ者も、『傷寒論』を研究し理解すれば、臨床に応用してその効果を確認し得るのであるが、これは『傷寒論』が正しく事実に立脚していると考えれば、了解できることである。従って西洋医学を学ぶ者にも、『傷寒論』研究は稗益するところが大きいと考える。

以上、『傷寒論』は、日本の漢方にとっても、中医学にとっても、研究すべき必須の原典であることは論をまたない。しかし漢方が西洋医学的治療と伍して、日本の医療界に貢献するためには、今後の『傷寒論』研究は、科学的実証精神に立脚すべきである。

奇しくも今秋、張仲景ゆかりの地南陽で、張仲景生誕の記念祝典が催されるという。この期に臨んで本書が出版されるのは、誠に意義が大きく、因縁深く感じる次第である。

昭和五十六年四月

日本漢方医学研究所理事長　伊藤清夫

目次◉傷寒雑病論

目次

傷寒論　巻第六……二二九

傷寒論　卷第七

金匱要略　二五一

金匱要略方論　卷下……三五三

傷寒論

凡　例

・底本…趙開美刊「仲景全書」（内閣文庫所蔵）所収の『傷寒論』十巻（いわゆる「宋板傷寒論」である）。巻末の「あとがき」参照。

・条文番号（アラビア数字）…各篇毎の番号。

・条文番号（漢数字）…全二十二篇を①第一～四篇、②第五～十四篇、③第十五～二十二篇、の三部に分けた各部の通し番号。

・一般に通し番号と称するものは、②の部分のものがほとんどである。ただし各書により相違がある（巻末の「日中条文番号対照表」参照）。それゆえ、本書では『聖書』の方式を採用し、差の生じる度合が少なく検索しやすい各篇毎の番号を、合わせて附した。

・〔　〕…処方索引を容易にするために附加したもの。

・傍線（――）…底本にはないが、補った部分。

・傍点（○）…底本の字を訂正したことを示す（異体字・俗字の訂正は傍点なし）。

刻仲景全書序

歲乙未、吾邑疫厲大作、予家臧獲率六七就枕席。吾吳和緩明卿沈君南昉在海虞、藉其力而起死亡殆徧、予家得大造于沈君矣。不知沈君操何術而若斯之神、因詢之。君曰、予豈探龍藏秘典、剖青囊奥旨而神斯也哉。特于仲景之傷寒論窺一斑兩斑耳。予曰、吾聞是書于家大夫之日久矣、而書肆間絶不可得。君曰、予誠有之。予讀而知其為成無己所解之書也。然而魚亥不可正、句讀不可離矣。已而購得數本、字為之正、句為之離、補其脱略、訂其舛錯。沈君曰、是可謂完書、仲景之忠臣也。予謝不敏。先大夫命之、爾其板行、斯以惠厥同胞。不肖孤曰、唯唯。沈君曰、金匱要略、仲景治雜證之秘也、盍并刻之、以見古人攻擊補瀉、緩急調停之心法。先大夫曰、小子識之。不肖孤曰、敬哉。既合刻、則名何從。先大夫曰、可哉、命之名仲景全書。既刻已、復得宋板傷寒論焉。予曩固知成注非全文、及得是書、不啻拱璧、轉卷間而後知成之荒也、因復并刻之、所以承先大夫之志歟。

又故紙中檢得傷寒類證三卷、所以櫽括仲景之書、去其煩而歸之簡、聚其散而彙之一。其于病證脈方、若標月指之明且盡、仲景之法、于是粲然無遺矣、乃并附于後。予因是哀夫世之人、向故不得盡命而死也。夫仲景殫心思于軒岐、辨證候于絲髮、著為百十二方、以全民命。斯何其仁且愛、而躋一世于仁壽之域也、乃今之業醫者、舍本逐末、超者曰東垣、局者曰丹溪已矣、而最稱高識者、則玉機微義是宗、若素問、若靈樞、若玄珠密語、則嗒焉茫乎而不知旨歸。而語之以張仲景、劉河間、幾不能知其人與世代、猶靦然曰、吾能已病足矣、奚高遠之是務。且于今之讀軒岐書者、必加誚曰、是夫也、徒讀父書耳、不知兵變已。夫不知變者、世誠有之、以其變之難通而遂棄之者、是猶食而咽也、去食以求養生者哉、必且不然矣。則今日是書之刻、烏知不為肉食者大嗤乎。説者謂、陸宣公達而以奏疏醫天下、窮而聚方書以醫萬民、吾子固悠然有世思哉。予曰、不不。是先大夫之志也。先大夫固嘗以奏疏醫父子之倫、醫朋黨之漸、醫東南之民瘼。以直言敢諫、醫諂諛者之膏肓、故躓之日多、達之日少。而是書之刻也、其先大夫宣公之志歟。今先大夫歿、垂四年而書成、先大夫處江湖退憂之心、蓋與居廟堂進憂之心同一無窮矣。客曰、子實為之、而以為先公之志、殆所謂善則稱親歟。不肖孤曰、不不、是先大夫之志也。
萬曆已亥三月穀旦海虞清常道人趙開美序

傷寒論序

夫傷寒論、蓋祖述大聖人之意、諸家莫其倫擬。故晉皇甫謐序甲乙鍼經云、伊尹以元聖之才、撰用神農本草、以為湯液、漢張仲景論廣湯液、為十數卷、用之多驗。近世太醫令王叔和、撰次仲景遺論甚精、皆可施用、是仲景本伊尹之法、伊尹本神農之經、得不謂祖述大聖人之意乎。

張仲景、漢書無傳、見名醫録云、南陽人、名機、仲景乃其字也。擧孝廉、官至長沙太守。始受術於同郡張伯祖、時人言、識用精微過其師。所著論、其言精而奥、其法簡而詳、非淺聞寡見者所能及。自仲景于今八百餘年、惟王叔和能學之、其間如葛洪、陶景、胡洽、徐之才、孫思邈輩、非不才也、但各自名家、而不能脩明之。開寶中、節度使高繼沖、曾編録進上、其文理舛錯、未嘗考正。歷代雖藏之書府、亦闕於讐校、是使治病之流、擧天下無或知者、國家詔儒臣、校正醫書、臣奇續被其選、以為百病之急、無急於傷寒。

今先校定張仲景傷寒論十巻、總二十二篇、證外合三百九十七法、除複重、定有一百一十二方。今請頒行。
太子右賛善大夫臣高保衡、尚書屯田員外郎臣孫奇、尚書司封郎中祕閣校理臣林億等謹上。

國子監

准。尚書禮部元祐三年八月八日符。元祐三年八月七日酉時准。　都省送下。當月六日
勑中書省勘會。下項醫書、册數重大、紙墨價高、民間難以買直。八月一日奉
聖旨、令國子監別作小字雕印。内有浙路小字本者、令所屬官司校對、別無差錯、即摹
印雕版、並候了日、廣行印造、只收官紙工墨本價、許民間請買、仍送諸路出賣奉。
勑如右。牒到奉行。前批八月七日未時付禮部施行。續准。禮部符。元祐三年九月二十
日准。
都省送下。當月十七日
勑中書省尚書省送到。國子監狀。據書庫狀。准。
朝旨雕印小字傷寒論等醫書出賣、契勘工錢、約支用五千餘貫、未委於是何官錢支給應
副使用。本監比欲依雕四子等體例、於書庫賣書錢内借支、又緣所降

朝旨、候雕造了日、令只收官紙工墨本價、即別不收息、慮日後難以撥還、欲乞
朝廷特賜應副上件錢數支使。候指揮尚書省勘當。欲用本監見在賣書錢、候将来成書出
賣、每部只收息壹分。餘依元降指揮。奉
聖旨、依國子監主者、一依
勅命指揮施行。
治平二年二月四日
進呈。奉
聖旨鏤版施行。
朝奉郎守太子右贊善大夫同校正醫書飛騎尉賜緋魚袋臣高保衡
宣德郎守尚書都官員外郎同校正醫書騎都尉臣孫奇
朝奉郎守尚書司封郎中充祕閣校理判登聞檢院護軍賜緋魚袋臣林億
翰林學士朝散大夫給事中知制誥充史館修撰宗正寺脩玉牒官兼判太常寺兼禮儀事兼判祕
閣祕書省同提舉集禧觀公事兼提舉校正醫書所輕車都尉汝南郡開國侯食邑一千三百戸賜紫

金魚袋臣范鎮
推忠協謀佐理功臣金紫光祿大夫行尚書吏部侍郎參知政事柱國天水郡開國公食邑三千戶
食實封八百戶臣趙槩
推忠協謀佐理功臣金紫光祿大夫行尚書吏部侍郎參知政事柱國樂安郡開國公食邑二千八
百戶食實封八百戶臣歐陽脩
推忠協謀同德佐理功臣特進行中書侍郎兼戶部尚書同中書門下平章事集賢殿大學士上柱
國廬陵郡開國公食邑七千一百戶食實封二千二百戶臣曾公亮
推忠協謀同德守正佐理功臣開府儀同三司行尚書右僕射兼門下侍郎同中書門下平章事昭
文館大學士監脩國史兼譯經潤文使上柱國衛國公食邑一萬七百戶食實封三千八百戶臣韓琦
知兗州錄事參軍監國子監書庫臣郭直卿奉議郎國子監主簿雲騎尉臣孫準
朝奉郎行國子監丞上騎都尉賜緋魚袋臣何宗元
朝奉郎守國子司業輕車都尉賜緋魚袋臣豐稷
朝請郎守國子司業上輕車都尉賜緋魚袋臣盛僑

朝請大夫試國子祭酒直集賢院兼徐王府翊善護軍臣鄭穆
中大夫守尚書右丞上輕車都尉保定縣開國男食邑三百戸賜紫金魚袋臣胡宗愈
中大夫守尚書左丞上護軍太原郡開國侯食邑一千八百戸食實封二百戸賜紫金魚袋臣王存
中大夫守中書侍郎護軍彭城郡開國侯食邑一千一百戸食實封二百戸賜紫金魚袋臣劉摯
正議大夫守門下侍郎上柱國樂安郡開國公食邑四千戸食實封九百戸臣孫固
太中大夫守尚書右僕射兼中書侍郎上柱國高平郡開國侯食邑一千六百戸食實封五百戸臣
范純仁
太中大夫守尚書左僕射兼門下侍郎上柱國汲郡開國公食邑二千九百戸食實封六百戸臣呂
大防

傷寒卒病論集

論曰、余每覽越人入虢之診、望齊侯之色、未嘗不慨然歎其才秀也。怪當今居世之士、曾不留神醫藥、精究方術、上以療君親之疾、下以救貧賤之厄、中以保身長全、以養其生、但競逐榮勢、企踵權豪、孜孜汲汲、惟名利是務、崇飾其末、忽棄其本、華其外、而悴其内、皮之不存、毛將安附焉。卒然遭邪風之氣、嬰非常之疾、患及禍至、而方震慄、降志屈節、欽望巫祝、告窮歸天、束手受敗、賚百年之壽命、持至貴之重器、委付凡醫、恣其所措、咄嗟嗚呼。厥身已斃、神明消滅、變為異物、幽潛重泉、徒為啼泣、痛夫。舉世昏迷、莫能覺悟、不惜其命、若是輕生、彼何榮勢之云哉。而進不能愛人知人、退不能愛身知己、遇災値禍、身居厄地、蒙蒙昧昧、惷若遊魂。哀乎。趨世之士、馳競浮華、不固根本、忘軀徇物、危若冰谷、至於是也。

余宗族素多、向餘二百、建安紀年以来、猶未十稔、其死亡者、三分有二、傷寒十居其七。感往昔之淪喪、傷橫夭之莫救、乃勤求古訓、博采衆方、撰用素問、九巻、八十一難、陰陽大論、胎臚藥録、并平脉辨證、為傷寒雜病論合十六巻、雖未能盡愈諸病、庶可以見病知源、若能尋余所集、思過半矣。

夫天布五行、以運萬類、人稟五常、以有五藏、經絡府俞、陰陽會通、玄冥幽微、變化難極、自非才高識妙、豈能探其理致哉。上古有神農、黄帝、岐伯、伯高、雷公、少俞、少師、仲文、中世有長桑、扁鵲、漢有公乘陽慶及倉公、下此以往、未之聞也。

觀今之醫、不念思求經旨、以演其所知、各承家技、終始順舊、省疾問病、務在口給、相對斯須、便處湯藥、按寸不及尺、握手不及足、人迎趺陽、三部不參、動數發息、不滿五十、短期未知決診、九候曽無髣髴、明堂闕庭、盡不見察、所謂窺管而已。夫欲視死別生、實為難矣。孔子云、生而知之者上、學則亞之、多聞博識、知之次也。余宿尚方術、請事斯語。

傷寒論　巻第一

仲景全書第一

漢　張仲景述
晋　王叔和撰次
宋　林　億校正
明　趙開美校刻
　　沈　琳同校

辨脉法　第一

1　一　問曰、脉有陰陽、何謂也。答曰、凡脉大、浮、數、動、滑、此名陽也。脉沈、濇、弱、弦、微、此名陰也。凡陰病見陽脉者生、陽病見陰脉者死。

2　二　問曰、脉有陽結陰結者、何以別之。答曰、其脉浮而數、能食、不大便者、此為實、名曰陽結也。期十七日當劇。其脉沈而遲、不能食、身體重、大便反鞕、(音硬下同)名曰陰結也。
期十四日當劇。

3 三 問曰、病有洒淅惡寒而復發熱者、何。答曰、陰脉不足、陽往從之。陽脉不足、陰往乘之。曰、何謂陽不足。答曰、假令寸口脉微、名曰陽不足、陰氣上入陽中、則洒淅惡寒也。曰、何謂陰不足。答曰、尺脉弱、名曰陰不足、陽氣下陷入陰中、則發熱也。

4 四 陽脉浮、(一作微)陰脉弱者、則血虚。血虚則筋急也。其脉沈者、榮氣微也。其脉浮、而汗出如流珠者、衛氣衰也。榮氣微者、加燒鍼、則血留不行、更發熱而躁煩也。

5 五 脉藹藹、如車蓋者、名曰陽結也。(一云秋脉)
脉累累、如循長竿者、名曰陰結也。(一云夏脉)
脉瞥瞥、如羹上肥者、陽氣微也。
脉縈縈、如蜘蛛絲者、陽氣衰也。(一云陰氣)
脉綿綿、如瀉漆之絶者、亡其血也。

6 六 脉来緩、時一止復来者、名曰結。脉来數、時一止復来者、名曰促。(一作縱)脉、陽盛則促、陰盛則結、此皆病脈。

7 七 陰陽相搏、名曰動。陽動則汗出、陰動則發熱。形冷、惡寒者、此三焦傷也。若數脈見於關上、上下無頭尾、如豆大、厥厥動搖者、名曰動也。

8 八 陽脈浮大而濡、陰脈浮大而濡、陰脈與陽脈同等者、名曰緩也。

9 九 脈浮而緊者、名曰弦也。弦者狀如弓弦、按之不移也。脈陰者如轉索無常也。

10 十 脈弦而大、弦則為減、大則為芤。減則為寒、芤則為虛。寒虛相搏、此名為革。婦人則半產、漏下、男子則亡血、失精。

11 十一 問曰、病有戰而汗出、因得解者、何也。答曰、脈浮而緊、按之反芤、此為本虛、故當戰而汗出也。其人本虛、是以發戰。以脈浮、故當汗出而解也。若脈浮而數、按之不芤、此人本不虛。若欲自解、但汗出耳、不發戰也。

12 十二 問曰、病有不戰、而汗出解者、何也。答曰、脈大而浮數、故知不戰汗出而解也。

13 十三 問曰、病有不戰、不汗出而解者、何也。答曰、其脈自微、此以曾發汗、若吐、若下、若亡血、以内無津液、此陰陽自和、必自愈、故不戰、不汗出而解也。

14 十四 問曰、傷寒三日、脉浮數而微、病人身涼和者、何也。答曰、此為欲解也。解以夜半。脉浮而解者、濈然汗出也。脉數而解者、必能食也。脉微而解者、必大汗出也。

15 十五 問曰、脉病、欲知愈未愈者、何以別之。答曰、寸口、關上、尺中三處、大小、浮沈、遲數同等、雖有寒熱不解者、此脉陰陽為和平、雖劇當愈。

16 十六 師曰、立夏得洪（一作浮）大脉、是其本位。其人病身體苦疼重者、須發其汗。若明日身不疼不重者、不須發汗。若汗濈濈自出者、明日便解矣。何以言之。立夏脉洪大、是其時脉。故使然也。四時倣此。

17 十七 問曰、凡病欲知何時得。何時愈。答曰、假令夜半得病者、明日日中愈。日中得病者、夜半愈。何以言之。日中得病、夜半愈者、以陽得陰則解也。夜半得病、明日日中愈者、以陰得陽則解也。

18 十八 寸口脉浮為在表、沈為在裏、數為在府、遲為在藏。假令脉遲、此為在藏也。

19 十九 趺陽脉浮而濇、少陰脉如經者、其病在脾、法當下利。何以知之。若脉浮大者、氣實血虚也。今趺陽脉浮而濇、故知脾氣不足、胃氣虚也。以少陰脉弦而浮、（一作沈）纔見此為調

脉、故稱如經也。若反滑而數者、故知當屎膿也。玉函作溺

20 二〇 寸口脉浮而緊、浮則為風、緊則為寒。風則傷衛、寒則傷榮。榮衛俱病、骨節煩疼、當發其汗也。

21 二一 趺陽脉遲而緩、胃氣如經也。趺陽脉浮而數、浮則傷胃、數則動脾、此非本病、醫特下之所為也。榮衛内陷其數先微、脉反但浮、其人必大便鞕、氣噫而除。何以言之。本以數脉動脾、其數先微、故知脾氣不治、大便鞕、氣噫而除。今脉反浮、其數改微、邪氣獨留、心中則飢、邪熱不殺穀、潮熱發渴、數脉當遲緩、脉因前後度數如法、病者則飢。數脉不時、則生惡瘡也。

22 二二 師曰、病人脉微而濇者、此為醫所病也。大發其汗、又數大下之、其人亡血、病當惡寒、後乃發熱、無休止時。夏月盛熱、欲著複衣、冬月盛寒、欲裸其身、所以然者、陽微則惡寒、陰弱則發熱。此醫發其汗、使陽氣微、又大下之、令陰氣弱、五月之時、陽氣在表、胃中虛冷以陽氣内微、不能勝冷、故欲著複衣。十一月之時、陽氣在裏、胃中煩熱、以陰氣内弱、不能勝熱、故欲裸其身。又陰脉遲濇、故知亡血也。

23 二三 脉浮而大、心下反鞕、有熱屬藏者、攻之、不令發汗。屬府者、不令溲數。溲數則大便鞕。汗多則熱愈、汗少則便難、脉遲尚未可攻。

24 二四 脉浮而洪、身汗如油、喘而不休、水漿不下、形體不仁、乍靜乍亂、此為命絶也。又未知何藏先受其災、若汗出髮潤、喘不休者、此為肺先絶也。陽反獨留、形體如煙熏、直視搖頭者、此為心絶也。脣吻反青、四肢漐習者、此為肝絶也。環口黧黑、柔汗發黄者、此為脾絶也。溲便遺失、狂言、目反直視者、此為腎絶也。又未知何藏陰陽前絶、若陽氣前絶、陰氣後竭者、其人死、身色必青。陰氣前絶、陽氣後竭者、其人死、身色必赤、腋下温、心下熱也。

25 二五 寸口脉浮大、而醫反下之、此為大逆。浮則無血、大則為寒、寒氣相摶、則為腸鳴。醫乃不知、而反飲冷水、令汗大出、水得寒氣、冷必相摶、其人即䬸。(音噎下同)

26 二六 趺陽脉浮、浮則為虛、浮虛相摶、故令氣䬸、言胃氣虛竭也。脉滑、則為噦。此為醫咎、責虛取實、守空迫血。脉浮、鼻中燥者、必衄也。

27 二七 諸脉浮數、當發熱、而洒淅惡寒、若有痛處、飲食如常者、畜積有膿也。

28 二八 脉浮而遲、面熱赤而戰惕者、六七日當汗出而解。反發熱者、差遲。遲為無陽、不能作汗、其身必痒也。

29 二九 寸口脉陰陽俱緊者、法當清邪中於上焦、濁邪中於下焦。清邪中上、名曰潔也。濁邪中下、名曰渾也。陰中於邪、必内慄也、表氣微虛、裏氣不守、故使邪中於陰也。陽中於邪、必發熱、頭痛、項强、頸攣、腰痛、脛酸、所為陽中霧露之氣、故曰清邪中上。濁邪中下、陰氣為慄、足膝逆冷、便溺妄出、表氣微虛、裏氣微急、三焦相溷、内外不通、上焦怫（音佛下同）鬱、藏氣相熏、口爛食齗也。中焦不治、胃氣上衝、脾氣不轉、胃中為濁、榮衛不通、血凝不流。若衛氣前通者、小便赤黄、與熱相摶、因熱作使、遊於經絡、出入藏府、熱氣所過、則為癰膿。若陰氣前通者、陽氣厥微、陰無所使、客氣内入、嚏而出之、聲嗢（乙骨切）咽塞、寒厥相追、為熱所擁、血凝自下、狀如豚肝、陰陽俱厥、脾氣孤弱、五液注下、下焦不盍（一作闔）、清便下重、令便數、難、齊築湫痛、命將難全。

30 三〇 脉陰陽俱緊者、口中氣出、唇口乾燥、踡臥足冷、鼻中涕出、舌上胎滑、勿妄治也。到七日以来、其人微發熱、手足温者、此為欲解。或到八日以上、反大發熱者、此為難治。

設使惡寒者、必欲嘔也。腹内痛者、必欲利也。

31 三一 脉陰陽倶緊、至於吐利、其脉獨不解、緊去入安、此為欲解、若脉遲至六七日、不欲食、此為晩發、水停故也、為未解。食自可者、為欲解。病六七日、手足三部脉皆至、大煩而口噤不能言、其人躁擾者、必欲解也。若脉和、其人大煩、目重、瞼内際黄者、此欲解也。

32 三二 脉浮而數、浮為風、數為虚、風為熱、虚為寒、風虚相搏、則洒淅惡寒也。

33 三三 脉浮而滑、浮為陽、滑為實、陽實相搏、其脉數疾、衛氣失度、浮滑之脉數疾、發熱汗出者、此為不治。

34 三四 傷寒欬逆上氣、其脉散者死。謂其形損故也。

平脉法 第二

1 三五 問曰、脉有三部、陰陽相乘。榮衛血氣、在人體躬。呼吸出入、上下於中、因息遊布、津液流通。隨時動作、效象形容、春弦秋浮、冬沈夏洪。察色觀脉、大小不同、一時之間、變無經常、尺寸參差、或短或長。上下乖錯、或存或亡。病輒改易、進退低昂。心迷意惑、動失紀綱。願為具陳、令得分明。師曰、子之所問、道之根源。脉有三部、尺寸及關。榮衛流行、不失衡銓。腎沈、心洪、肺浮、肝弦、此自經常、不失銖分。出入升降、漏刻周旋、水下百刻、一周循環。當復寸口、虚實見焉。變化相乘、陰陽相干。風則浮虚、寒則牢堅。沈潜水滀、支飲急弦。動則為痛、數則熱煩。設有不應、知變所緣、三部不同、病各異端。大過可怪、不及亦然、邪不空見、終必有奸、審察表裏、三焦別焉、知其所舍、消息診看、料度府藏、獨見若神。為子條記、傳與賢人。

2 三六 師曰、呼吸者、脉之頭也。初持脉、来疾去遲、此出疾入遲、名曰內虚外實也。初持脉、来遲去疾、此出遲入疾、名曰内實外虛也。

3 三七 問曰、上工望而知之、中工問而知之、下工脉而知之、願聞其説。師曰、病家人請云、病人苦發熱、身體疼、病人自臥。師到、診其脉、沈而遲者、知其差也。何以知之。若表有病者、脉當浮大、今脉反沈遲、故知愈也。假令病人云、腹内卒痛、病人自坐、師到、脉之、浮而大者、知其差也。何以知之。若裏有病者、脉當沈而細、今脉浮大、故知愈也。

4 三八 師曰、病家人来請云、病人發熱、煩極。明日師到、病人向壁臥、此熱已去也。設令脉不和、處言已愈。設令向壁臥、聞師到、不驚起而盻視、若三言三止、脉之、嚥唾者、此詐病也。設令脉自和、處言此病大重、當須服吐下藥、鍼灸數十百處、乃愈。

5 三九 師持脉、病人欠者、無病也。脉之、呻者、病也。言遲者、風也。搖頭言者、裏痛也。行遲者、表强也。坐而伏者、短氣也。坐而下一脚者、腰痛也。裏實護腹、如懷卵物者、心痛也。

6 四〇 師曰、伏氣之病、以意候之、今月之内、欲有伏氣。假令舊有伏氣、當須脉之。若脉微弱者、當喉中痛似傷、非喉痺也。病人云、實咽中痛、雖爾今復欲下利。

7 四一 問曰、人恐怖者、其脉何狀。師曰、脉形如循絲、累累然、其面白脱色也。

8 四二 問曰、人不飲、其脉何類。師曰、脉自濇、唇口乾燥也。

9 四三 問曰、人愧者、其脉何類。師曰、脉浮而面色乍白乍赤。

10 四四 問曰、經説、脉有三菽、六菽重者、何謂也。師曰、脉人以指按之、如三菽之重者、肺氣也。如六菽之重者、心氣也。如九菽之重者、脾氣也。如十二菽之重者、肝氣也。按之至骨者、腎氣也。(菽者小豆也)假令下利、寸口、關上、尺中、悉不見脉、然尺中時一小見、脉再擧頭(一云按投)者、腎氣也。若見損脉来至、為難治。(腎謂所勝脾脾勝不應時)

11 四五 問曰、脉有相乘、有縱、有横、有逆、有順、何謂也。師曰、水行乘火、金行乘木、名曰縱。火行乘水、木行乘金、名曰横。水行乘金、火行乘木、名曰逆。金行乘水、木行乘火、名曰順也。

12 四六 問曰、脉有殘賊、何謂也。師曰、脉有弦、緊、浮、滑、沈、濇、此六脉名曰殘賊、能為諸脉作病也。

13 四七 問曰、脉有災怪、何謂也。師曰、假令人病、脉得太陽、與形證相應、因為作湯。比還送湯如食頃、病人乃大吐、若下利、腹中痛。師曰、我前来不見此證、今乃變異、是名災怪。又問曰、何縁作此吐利。答曰、或有舊時服藥、今乃發作故為災怪耳。

14 四八 問曰、東方肝脉、其形何似。師曰、肝者木也、名厥陰、其脉微弦濡弱而長、是肝脉也。肝病自得濡弱者、愈也。假令得純弦脉者、死。何以知之。以其脉如弦直、此是肝藏傷、故知死也。

15 四九 南方心脉、其形何似。師曰、心者火也、名少陰、其脉洪大而長、是心脉也。心病自得洪大者、愈也。假令脉来微去大、故名反、病在裏也。脉来頭小本大、故名覆、病在表也。上微頭小者、則汗出、下微本大者、則為關格不通、不得尿。頭無汗者可治、有汗者死。

西方肺脉、其形何似。師曰、肺者金也、名太陰、其脉毛浮也、肺病自得此脉。若得緩遲者、皆愈。若得數者、則劇。何以知之。數者南方火、火剋西方金、法當癰腫、為難治也。

16 五〇 問曰、二月得毛浮脉、何以處言至秋當死。師曰、二月之時、脉當濡弱、反得毛浮者、故知至秋死。二月肝用事、肝屬木、脉應濡弱、反得毛浮脉者、是肺脉也。肺屬金、金来剋木、故知至秋死。他皆倣此。

17 五一 師曰、脉、肥人責浮、瘦人責沈。肥人當沈、今反浮。瘦人當浮、今反沈、故責之。

18 五二 師曰、寸脉下不至關、為陽絶。尺脉上不至關、為陰絶。此皆不治、決死也。若計其餘命生死之期、期以月節剋之也。

19 五三 師曰、脉病人不病、名曰行尸、以無王氣、卒眩仆不識人者、短命則死。人病脉不病、名曰内虚、以無穀神、雖困無苦。

20 五四 問曰、翕奄沈、名曰滑、何謂也。師曰沈為純陰、翕為正陽、陰陽和合、故令脉滑。關尺自平、陽明脉微沈、食飲自可。少陰脉微滑、滑者緊之浮名也、此為陰實、其人必股内汗出、陰下濕也。

21 五五 問曰、曽為人所難、緊脉從何而来。師曰、假令亡汗、若吐、以肺裏寒、故令脉緊也。假令欬者、坐飲冷水、故令脉緊也。假令下利、以胃虚冷、故令脉緊也。

22 五六 寸口衛氣盛、名曰高。高者暴狂而肥榮氣盛、名曰章。章者暴澤而光高章相搏、名曰綱。綱者身筋急脉强直故也衛氣弱、名曰惵。惵者心中氣動迫怯榮氣弱、名曰卑。卑者心中常自羞愧惵卑相搏、名曰損。損者五藏六府俱乏氣虛惙故也衛氣和、名曰緩。緩者四肢不能自收榮氣和、名曰遲。遲者身體俱重但欲眠也緩遲相搏、名曰沈。沈者腰中直腹内急痛但欲臥不欲行

23 五七 寸口脉緩而遲、緩則陽氣長、其色鮮、其顏光、其聲商、毛髮長、遲則陰氣盛、骨髓生、血滿、肌肉緊薄鮮鞕。陰陽相抱、榮衛俱行、剛柔相得、名曰强也。

24 五八 趺陽脉滑而緊、滑者胃氣實、緊者脾氣强。持實擊强、痛還自傷、以手把刃、坐作瘡也。

25 五九 寸口脉浮而大、浮為虛、大為實。在尺為關、在寸為格。關則不得小便、格則吐逆。

26 六〇 趺陽脉伏而濇、伏則吐逆、水穀不化、濇則食不得入、名曰關格。

27 六一 脉浮而大、浮為風虛、大為氣强、風氣相搏、必成隱癮、身體為痒。痒者名泄風、久久為痂癩。眉少髮稀身有乾瘡而腥臭也

28 六二 寸口脉弱而遲、弱者衛氣微、遲者榮中寒。榮為血、血寒則發熱。衛為氣、氣微者、心内飢、飢而虛滿不能食也。

29 六三 趺陽脉大而緊者、當即下利、為難治。

30 六四 寸口脉弱而緩、弱者陽氣不足、緩者胃氣有餘。噫而呑酸、食卒不下、氣填於膈上也。一作下

31 六五 趺陽脉緊而浮、浮為氣、緊為寒。浮為腹滿、緊為絞痛。浮緊相搏、腸鳴而轉、轉即氣動、膈氣乃下。少陰脉不出、其陰腫大而虚也。

32 六六 寸口脉微而濇、微者衛氣不行、濇者榮氣不逮。榮衛不能相將、三焦無所仰、身體痺不仁。榮氣不足、則煩疼、口難言。衛氣虚者、則惡寒數欠。三焦不歸其部、上焦不歸者、噫而酢呑。中焦不歸者、不能消穀引食。下焦不歸者、則遺溲。

33 六七 趺陽脉沈而數、沈為實、數消穀。緊者、病難治。

34 六八 寸口脉微而濇、微者衛氣衰、濇者榮氣不足。衛氣衰、面色黄、榮氣不足、面色青。榮為根、衛為葉。榮衛俱微、則根葉枯槁、而寒慄欬逆、唾腥吐涎沫也。

35 六九 趺陽脉浮而芤、浮者衛氣虚、芤者榮氣傷、其身體痩、肌肉甲錯、浮芤相搏、宗氣微衰、四屬斷絶。四屬者謂皮肉脂髓俱竭宗氣則衰矣

36 七〇 寸口脉微而緩、微者衛氣疎、疎則其膚空。緩者胃氣實、実則穀消而水化也。穀入於胃、

脉道乃行、水入於經、其血乃成。榮盛、則其膚必疎、三焦絶經、名曰血崩。

37 七一 趺陽脉微而緊、緊則為寒、微則為虛、微緊相搏、則為短氣。

38 七二 少陰脉弱而濇、弱者微煩、濇者厥逆。

39 七三 趺陽脉不出、脾不上下、身冷膚鞕。

40 七四 少陰脉不至、腎氣微、少精血、奔氣促迫、上入胸膈、宗氣反聚、血結心下、陽氣退下、熱歸陰股、與陰相動、令身不仁、此為尸厥。當刺期門、巨闕。宗氣者三焦歸氣也有名無形氣之神使也下榮玉莖故宗筋聚縮之也

41 七五 寸口脉微、尺脉緊、其人虛損多汗、知陰常在、絶不見陽也。

42 七六 寸口諸微亡陽、諸濡亡血、諸弱發熱、諸緊為寒。諸乘寒者、則為厥、鬱冒不仁、以胃無穀氣、脾濇不通、口急不能言、戰而慄也。

43 七七 問曰、濡弱何以反適十一頭。師曰、五藏六府相乘故令十一。

44 七八 問曰、何以知乘府、何以知乘藏。師曰、諸陽浮數為乘府、諸陰遲濇為乘藏也。

傷寒論　巻第二

仲景全書第二

漢　張仲景述　晉　王叔和撰次
宋　林　億校正
明　趙開美校刻
沈　琳同校

傷寒例　第三

一七九　四時八節、二十四氣、七十二候、決病法。

立春正月節斗指艮　雨水正月中指寅

驚蟄二月節指甲　春分二月中指卯

清明三月節指乙　穀雨三月中指辰
立夏四月節指巽　小満四月中指巳
芒種五月節指丙　夏至五月中指午
小暑六月節指丁　大暑六月中指未
立秋七月節指坤　處暑七月中指申
白露八月節指庚　秋分八月中指酉
寒露九月節指辛　霜降九月中指戌
立冬十月節指乾　小雪十月中指亥
大雪十一月節指壬　冬至十一月中指子
小寒十二月節指癸　大寒十二月中指丑

二十四氣、節有十二、中氣有十二、五日為一候氣亦同、合有七十二候、決病生死、此須洞解之也。

2 八〇 陰陽大論云、春氣温和、夏氣暑熱、秋氣清涼、冬氣冰列、此則四時正氣之序也。冬時嚴寒、萬類深藏、君子固密、則不傷於寒。觸冒之者、乃名傷寒耳。其傷於四時之氣、皆能為病。以傷寒為毒者、以其最成殺厲之氣也。

3 八一 中而即病者、名曰傷寒。不即病者、寒毒藏於肌膚、至春變為温病、至夏變為暑病。暑病者、熱極重於温也。是以辛苦之人、春夏多温熱病者、皆由冬時觸寒所致、非時行之氣也。

4 八二 凡時行者、春時應暖、而反大寒。夏時應熱、而反大涼。秋時應涼、而反大熱。冬時應寒、而反大温。此非其時而有其氣、是以一歳之中、長幼之病多相似者、此則時行之氣也。

5 八三 夫欲候知四時正氣為病、及時行疫氣之法、皆當按斗暦占之。九月霜降節後、宜漸寒、向冬大寒、至正月雨水節後、宜解也。所以謂之雨水者、以冰雪解而為雨水故也。至驚蟄二月節後、氣漸和暖、向夏大熱、至秋便涼。

6 八四 從霜降以後、至春分以前、凡有觸冒霜露、體中寒即病者、謂之傷寒也。九月十月、寒氣尚微、為病則輕。十一月十二月、寒冽已嚴、為病則重。正月二月、寒漸將解、為病亦輕。此以冬時不調、適有傷寒之人、即為病也。其冬有非節之暖者、名為冬温。冬温之毒、與傷寒大異、冬温復有先後、更相重沓、亦有輕重、為治不同、證如後章。

7 八五 從立春節後、其中無暴大寒、又不冰雪、而有人壯熱為病者、此屬春時陽氣、發於冬時伏寒、變為温病。

8 八六 從春分以後、至秋分節前、天有暴寒者、皆為時行寒疫也。三月四月、或有暴寒、其時陽氣尚弱、為寒所折、病熱猶輕。五月六月、陽氣已盛、為寒所折、病熱則重。七月八月、陽氣已衰、為寒所折、病熱亦微。其病與温及暑病相似、但治有殊耳。

9 八七 十五日得一氣、於四時之中、一時有六氣、四六名為二十四氣。然氣候亦有應至仍不至、或有未應至而至者、或有至而太過者、皆成病氣也。但天地動靜、陰陽鼓擊者、各正一氣耳。是以彼春之暖、為夏之暑。彼秋之忿、為冬之怒。是故冬至之後、一陽爻升、一陰爻降也。夏至之後、一陽氣下、一陰氣上也。斯則冬夏二至、陰陽合也。春秋二分、陰陽離也。陰陽交易、人變病焉。此君子春夏養陽、秋冬養陰、順天地之剛柔也。小人觸冒、必嬰暴疹。須知毒烈之氣、留在何經、而發何病、詳而取之。是以春傷於風、夏必飧泄。夏傷於暑、秋必病瘧。秋傷於濕、冬必欬嗽。冬傷於寒、春必病温。此必然之道、可不審明之。

10 八八 傷寒之病、逐日淺深、以施方治。今世人傷寒、或始不早治、或治不對病、或日數久淹、困乃告醫。醫人又不依次第而治之、則不中病。皆宜臨時消息制方、無不效也。今捜採仲景舊論、録其證候診脉聲色、對病真方、有神驗者、擬防世急也。

11 八九 又土地温涼、高下不同。物性剛柔、飡居亦異。是故黄帝興四方之問、岐伯擧四治之能、以訓後賢、開其未悟者。臨病之工、宜須兩審也。

12 九〇 凡傷於寒、則為病熱、熱雖甚、不死。若兩感於寒而病者、必死。

13 九一 尺寸倶浮者、太陽受病也、當一二日發。以其脉上連風府、故頭項痛、腰脊强。

尺寸倶長者、陽明受病也、當二三日發。以其脉夾鼻、絡於目、故身熱、目疼、鼻乾、不得臥。

尺寸倶弦者、少陽受病也、當三四日發。以其脉循脇絡於耳、故胸脇痛而耳聾。此三經皆受病、未入於府者、可汗而已。

尺寸倶沈細者、太陰受病也、當四五日發。以其脉布胃中、絡於嗌、故腹滿而嗌乾。

尺寸俱沈者、少陰受病也、當五六日發。以其脉貫腎、絡於肺、繫舌本、故口燥舌乾而渴。

尺寸俱微緩者、厥陰受病也、當六七日發。以其脉循陰器、絡於肝、故煩滿而囊縮。此三經皆受病、已入於府、可下而已。

14 九二 若兩感於寒者、一日太陽受之、即與少陰俱病、則頭痛、口乾、煩滿而渴。二日陽明受之、即與太陰俱病、則腹滿身熱、不欲食、讝（之廉切又女監切下同）語。三日少陽受之、即與厥陰俱病、則耳聾、囊縮而厥、水漿不入、不知人者、六日死。若三陰三陽、五藏六府皆受病、則榮衛不行。藏府不通、則死矣。

15 九三 其不兩感於寒、更不傳經、不加異氣者、至七日太陽病衰、頭痛少愈也。八日陽明病衰、身熱少歇也。九日少陽病衰、耳聾微聞也。十日太陰病衰、腹減如故、則思飲食。十一日少陰病衰、渴止舌乾、已而嚏也。十二日厥陰病衰、囊縱、少腹微下、大氣皆去、病人精神爽慧也。

16 九四 若過十三日以上不間、寸尺陷者、大危。

17 九五 若更感異氣、變為他病者、當依後壞病證而治之。若脉陰陽俱盛、重感於寒者、變成温瘧。陽脉浮滑、陰脉濡弱者、更遇於風、變為風温。陽脉洪數、陰脉實大者、更遇温熱、變為温毒。温毒為病最重也。陽脉濡弱、陰脉弦緊者、更遇温氣、變為温疫。(一本作瘧)以此冬傷於寒、發為温病、脉之變證、方治如説。

18 九六 凡人有疾、不時即治、隠忍冀差、以成痼疾、小兒女子、益以滋甚。時氣不和、便當早言、尋其邪由、及在腠理、以時治之、罕有不愈者。患人忍之、數日乃説、邪氣入藏、則難可制、此為家有患、備慮之要。凡作湯藥、不可避晨夜、覺病須臾、即宜便治、不等早晩、則易愈矣。如或差遲、病即傳變、雖欲除治、必難為力。

19 九七 服藥不如方法、縱意違師、不須治之。

20 九八 凡傷寒之病、多從風寒得之。始表中風寒、入裏則不消矣。未有温覆而當不消散者。不在證治、擬欲攻之、猶當先解表、乃可下之。若表已解、而内不消、非大滿、猶生寒熱、則病不除。若表已解、而内不消、大滿大實、堅有燥屎、自可除下之。雖四五日、不能為禍也。若不宜下、而便攻之、内虚熱入、協熱遂利、煩躁諸變、不可勝數、輕者困篤、重者必死矣。

21 九九

夫陽盛陰虚、汗之則死、下之則愈。陽虚陰盛、汗之則愈、下之則死。夫如是、則神丹安可以誤發、甘遂何可以妄攻。虚盛之治、相背千里、吉凶之機、應若影響、豈容易哉。況桂枝下咽、陽盛即斃。承氣入胃、陰盛以亡。死生之要、在乎須臾、視身之盡、不暇計日。此陰陽虚實之交錯、其候至微。發汗吐下之相反、其禍至速、而醫術淺狹、懵然不知病源、為治乃誤、使病者殞沒、自謂其分、至令寃魂塞於冥路、死屍盈於曠野、仁者鑒此、豈不痛歟。

22 一〇〇

凡兩感病俱作、治有先後、發表攻裏、本自不同、而執迷用意者、乃云神丹、甘遂、合而飲之、且解其表、又除其裏、言巧似是、其理實違。夫智者之舉錯也、常審以慎、愚者之動作也、必果而速。安危之變、豈可詭哉。世上之士、但務彼翕習之榮、而莫見此傾危之敗、惟明者、居然能護其本、近取諸身、夫何遠之有焉。

23 一〇一

凡發汗温煖湯藥、其方雖言日三服、若病劇不解、當促其間、可半日中盡三服。若與病相阻、即便有所覺。病重者、一日一夜、當晬時觀之、如服一劑、病證猶在、故當復作本湯服之。至有不肯汗出、服三劑乃解。若汗不出者、死病也。

24 一〇二 凡得時氣病、至五六日、而渴欲飲水、飲不能多、不當與也、何者。以腹中熱尚少、不能消之、便更與人作病也。至七八日、大渴、欲飲水者、猶當依證而與之。與之常令不足、勿極意也。言能飲一斗、與五升。若飲而腹滿、小便不利、若喘若噦、不可與之也。忽然大汗出、是為自愈也。

25 一〇三 凡得病、反能飲水、此為欲愈之病。其不曉病者、但聞病飲水自愈、小渴者、乃强與飲之、因成其禍、不可復數也。

26 一〇四 凡得病厥、脉動數、服湯藥更遲。脉浮大減小。初躁後靜、此皆愈證也。

27 一〇五 凡治温病、可刺五十九穴。

28 一〇六 又身之穴、三百六十有五、其三十穴、灸之有害。七十九穴、刺之為災。并中髓也。

29 一〇七 脉四損、三日死。平人四息、病人脉一至、名曰四損。
脉五損、一日死。平人五息、病人脉一至、名曰五損。
脉六損、一時死。平人六息、病人脉一至、名曰六損。

30 一〇八 脉盛身寒、得之傷寒。脉虛身熱、得之傷暑。

31 一〇九 脉陰陽俱盛、大汗出、不解者、死。

32 一一〇 脉陰陽俱虛、熱不止者、死。

33 一一一 脉至乍數乍疎者、死。脉至如轉索、其日死。

34 一一二 讝言妄語、身微熱、脉浮大、手足温者、生。逆冷、脉沈細者、不過一日、死矣。

35 一一三 此以前是傷寒熱病證候也。

辨痓濕暍脉證　第四（痓音熾又作痙巨郢切下同）

1 一一四 傷寒所致太陽病、痓、濕、暍此三種、宜應別論、以為與傷寒相似、故此見之。

2 一一五 太陽病、發熱無汗、反惡寒者、名曰剛痓。

3 一一六 太陽病、發熱汗出、而不惡寒、（病源云惡寒）名曰柔痓。

4 一一七 太陽病、發熱、脉沈而細者、名曰痓。

5 一一八 太陽病、發汗太多、因致痓。

6 一一九 病身熱足寒、頸項强急、惡寒、時頭熱面赤、目脉赤、獨頭面揺、卒口噤、背反張者、痓病也。

7 一二〇 太陽病、關節疼痛而煩、脉沈而細(一作緩)者、此名濕痺、(一云中濕)濕痺之候、其人小便不利、大便反快、但當利其小便。

8 一二一 濕家之為病、一身盡疼、發熱、身色如似熏黄。

9 一二二 濕家、其人但頭汗出、背强、欲得被覆向火、若下之、早則噦、胸滿、小便不利、舌上如胎者、以丹田有熱、胸中有寒、渴欲得水而不能飲、口燥煩也。

10 一二三 濕家下之、額上汗出、微喘、小便利(一云不利)者、死。若下利不止者、亦死。

11 一二四 問曰、風濕相搏、一身盡疼、病法當汗出而解、値天陰雨不止、醫云、此可發汗、汗之病不愈者、何也。答曰、發其汗、汗大出者、但風氣去、濕氣在、是故不愈也。若治風濕者、發其汗、但微微似欲出汗者、風濕倶去也。

12 一二五
濕家病、身上疼痛、發熱面黄而喘、頭痛、鼻塞而煩、其脉大、自能飲食、腹中和無病、病在頭中寒濕、故鼻塞、内藥鼻中、則愈。

13 一二六
病者一身盡疼、發熱、日晡所劇者、此名風濕。此病傷於汗出當風、或久傷取冷所致也。

14 一二七
太陽中熱者、暍是也。其人汗出惡寒、身熱而渴也。

15 一二八
太陽中暍者、身熱疼重、而脉微弱、此以夏月傷冷水、水行皮中所致也。

16 一二九
太陽中暍者、發熱惡寒、身重而疼痛、其脉弦細芤遲、小便已、洒洒然毛聳、手足逆冷、小有勞、身即熱、口開、前板齒燥。若發汗、則惡寒甚。加温鍼、則發熱甚、數下之、則淋甚。

辨太陽病脉證并治上　第五（合一十六法 方一十四首）

太陽中風、陽浮陰弱。熱發汗出惡寒、鼻鳴乾嘔者、桂枝湯主之。第一。（五味前有太陽病一十一證）

太陽病、頭痛、發熱、汗出、惡風者、桂枝湯主之。第二。用前第一方

太陽病、項背强几几、反汗出惡風者、桂枝加葛根湯主之。第三。七味

太陽病、下之後、其氣上衝者、桂枝湯主之。第四。用前第一方下有太陽壞病一證

桂枝本為解肌、若脉浮緊、發熱、汗不出者、不可與之。第五。下有酒客不可與桂枝一證

喘家、作桂枝湯、加厚朴、杏子。第六。下有服湯吐膿血一證

太陽病、發汗、遂漏不止、惡風、小便難、四肢急、難以屈伸、桂枝加附子湯主之。第七。六味

太陽病、下之後、脉促、胸滿者、桂枝去芍藥湯主之。第八。四味

若微寒者、桂枝去芍藥加附子湯主之。第九。五味

太陽病、八九日如瘧狀、熱多寒少、不嘔、清便自可、宜桂枝麻黃各半湯。第十。七味

太陽病、服桂枝湯、煩不解、先刺風池、風府、却與桂枝湯。第十一。用前第一方

服桂枝湯、大汗出、脉洪大者、與桂枝湯。若形似瘧、一日再發者、宜桂枝二麻黃一湯。第十二。七味

服桂枝湯、大汗出、大煩渴不解、脉洪大者、白虎加人參湯主之。第十三。五味

太陽病、發熱惡寒、熱多寒少、脉微弱者、宜桂枝二越婢一湯。第十四。七味

服桂枝、或下之、頭項强痛、發熱無汗、心下滿痛、小便不利者、桂枝去桂加茯苓白朮湯主之。第十五。六味

傷寒脉浮、自汗出、小便數、心煩、微惡寒、脚攣急、與桂枝、得之便厥、咽乾、煩躁、吐逆、作甘草乾薑湯與之。厥愈、更作芍藥甘草湯與之、其脚伸。若胃氣不和、與調胃承氣湯。若重發汗、加燒鍼者、四逆湯主之。第十六。甘草乾薑湯芍藥甘草湯并二味調胃承氣湯四逆湯並三味

1 一 太陽之為病、脉浮、頭項强痛而惡寒。

2 二 太陽病、發熱、汗出、惡風、脉緩者、名為中風。

3 三 太陽病、或已發熱、或未發熱、必惡寒、體痛、嘔逆、脉陰陽俱緊者、名為傷寒。

4 四 傷寒一日、太陽受之。脉若靜者、為不傳。頗欲吐、若躁煩、脉數急者、為傳也。

5 五 傷寒二三日、陽明、少陽證不見者、為不傳也。

6 六 太陽病、發熱而渴、不惡寒者、為温病。若發汗已、身灼熱者、名風温。風温為病、脉陰陽俱浮、自汗出、身重、多眠睡、鼻息必鼾、語言難出。若被下者、小便不利、直視、失溲。若被火者、微發黃色、劇則如驚癇、時瘛瘲。若火熏之、一逆尚引日、再逆促命

期。

7 七 病有發熱惡寒者、發於陽也。無熱惡寒者、發於陰也。發於陽、七日愈。發於陰、六日愈。以陽數七、陰數六故也。

8 八 太陽病、頭痛至七日以上自愈者、以行其經盡故也。若欲作再經者、鍼足陽明、使經不傳則愈。

9 九 太陽病欲解時、從巳至未上。

10 一〇 風家、表解而不了了者、十二日愈。

11 一一 病人身大熱、反欲得衣者、熱在皮膚、寒在骨髓也。身大寒、反不欲近衣者、寒在皮膚、熱在骨髓也。

12 一二 太陽中風、陽浮而陰弱、陽浮者、熱自發。陰弱者、汗自出。嗇嗇惡寒、淅淅惡風、翕翕發熱、鼻鳴乾嘔者、桂枝湯主之。方一。

〔桂枝湯方〕

桂枝三兩去皮　芍藥三兩　甘草二兩炙　生薑三兩切　大棗十二枚擘

右五味、㕮咀三味、以水七升、微火煮取三升、去滓、適寒温、服一升。服已須臾、歠熱稀粥一升餘、以助藥力、温覆令一時許、遍身漐漐微似有汗者益佳。不可令如水流離、病必不除、若一服汗出病差、停後服、不必盡劑。若不汗、更服、依前法。又不汗、後服小促其間、半日許令三服盡。若病重者、一日一夜服、周時觀之、服一劑盡、病證猶在者、更作服。若汗不出、乃服至二三劑。禁生冷、粘滑、肉麵、五辛、酒酪、臭惡等物。

13 一三 太陽病、頭痛、發熱、汗出、惡風、桂枝湯主之。方二。用前第一方

14 一四 太陽病、項背強几几、反汗出惡風者、桂枝加葛根湯主之。方三。

〔桂枝加葛根湯方〕

葛根四兩　麻黃三兩去節　芍藥二兩　生薑三兩切　甘草二兩炙　大棗十二枚擘　桂枝二兩去皮

右七味、以水一斗、先煮麻黃、葛根、減二升、去上沫、内諸藥、煮取三升、去滓、温服一升。覆取微似汗、不須啜粥、餘如桂枝法將息及禁忌。臣億等謹按仲景本論、太陽中風自汗用桂枝、傷寒無汗用麻黃、今證云汗出惡風、而方中麻黃、恐非本意也。第三卷有葛根湯證云、無汗惡風、正與此方同、是合用麻黃也。此云桂枝加葛根湯、恐是桂枝中但加葛根耳。

15 一五 太陽病、下之後、其氣上衝者、可與桂枝湯、方用前法。若不上衝者、不得與之。四。

16 一六 太陽病三日、已發汗、若吐、若下、若温鍼、仍不解者、此為壞病、桂枝不中與之也。觀其脉證、知犯何逆、隨證治之。桂枝本為解肌、若其人脉浮緊、發熱、汗不出者、不可與之也。常須識此、勿令誤也。五。

17 一七 若酒客病、不可與桂枝湯、得之則嘔、以酒客不喜甘故也。

18 一八 喘家、作桂枝湯、加厚朴、杏子佳。六。

19 一九 凡服桂枝湯吐者、其後必吐膿血也。

20 二〇 太陽病、發汗、遂漏不止、其人惡風、小便難、四肢微急、難以屈伸者、桂枝加附子湯主之。方七。

〔桂枝加附子湯方〕

桂枝三兩去皮　芍藥三兩　甘草三兩炙　生薑三兩切　大棗十二枚擘　附子一枚炮去皮破八片

右六味、以水七升、煮取三升、去滓、温服一升。本云桂枝湯、今加附子、將息如前法。

21 二一 太陽病、下之後、脉促、胸滿者、桂枝去芍藥湯主之。方八。（促一作縱）

〔桂枝去芍藥湯方〕

桂枝（三兩去皮）　甘草（二兩炙）　生薑（三兩切）　大棗（十二枚擘）

右四味、以水七升、煮取三升、去滓、温服一升。本云桂枝湯、今去芍藥、將息如前法。

22 二二 若微寒者、桂枝去芍藥加附子湯主之。方九。

〔桂枝去芍藥加附子湯方〕

桂枝（三兩去皮）　甘草（二兩炙）　生薑（三兩切）　大棗（十二枚擘）　附子（一枚炮去皮破八片）

右五味、以水七升、煮取三升、去滓、温服一升。本云桂枝湯、今去芍藥、加附子、將息如前法。

23 二三 太陽病、得之八九日、如瘧狀、發熱惡寒、熱多寒少、其人不嘔、清便欲自可、一日二三度發。脉微緩者、為欲愈也。脉微而惡寒者、此陰陽俱虛、不可更發汗、更下、更吐也。面色反有熱色者、未欲解也、以其不能得小汗出、身必痒、宜桂枝麻黄各半湯。方十。

〔桂枝麻黄各半湯方〕

桂枝（一兩十六銖去皮）　芍藥　生薑（切）　甘草（炙）　麻黄（各一兩去節）　大棗（四枚擘）　杏仁（二十四枚湯浸去皮尖及兩仁者）

右七味、以水五升、先煮麻黄一二沸、去上沫、内諸藥、煮取一升八合、去滓、温服六合。本云桂枝湯三合、麻黄湯三合、併為六合、頓服、將息如上法。（臣億等謹按桂枝湯方、桂枝芍藥生薑各三兩、甘草二兩、大棗十二枚。麻黄湯方、麻黄三兩、桂枝二兩、甘草一兩、杏仁七十箇。今以算法約之、二湯各取三分之一、即得桂枝一兩十六銖、芍藥生薑甘草各一兩、大棗四枚、杏仁二十三箇零三分枚之一、收之得二十四箇、合方。詳此方乃三分之一、非各半也、宜云合半湯。）

24 二四 太陽病、初服桂枝湯、反煩、不解者、先刺風池、風府、却與桂枝湯則愈。十一。（用前第一方）

服桂枝湯、大汗出、脉洪大者、與桂枝湯、如前法。若形似瘧、一日再發者、汗出必解、

25 二五 宜桂枝二麻黄一湯。方十二。

〔桂枝二麻黄一湯方〕

桂枝（一兩十七銖去皮）　芍藥（一兩六銖）　麻黄（十六銖去節）　生薑（一兩六銖切）　杏仁（十六箇去皮尖）　甘草（一兩二銖炙）　大棗（五枚擘）

右七味、以水五升、先煮麻黄一二沸、去上沫、内諸藥、煮取二升、去滓、温服一升、日再服。本云桂枝湯二分、麻黄湯一分、合為二升、分再服。今合為一方、將息如前

法。臣億等謹按桂枝湯方、桂枝芍藥生薑各三兩、甘草二兩、大棗十二枚。麻黄湯方、麻黄三兩、桂枝二兩、甘草一兩、杏仁七十箇。今以算法約之、桂枝湯取十二分之五、即得桂枝芍藥生薑各一兩六銖、甘草二十銖、大棗五枚。麻黄湯取九分之二、即得麻黄十六銖、桂枝十銖三分銖之二、收之得十一銖、甘草五銖三分銖之一、收之得六銖、杏仁十五箇九分枚之四、收之得十六箇。二湯所取相合、即共得桂枝一兩十七銖、麻黄十六銖、生薑芍藥各一兩六銖、甘草一兩二銖、大棗五枚、杏仁十六箇、合方。

26 二六 服桂枝湯、大汗出後、大煩渴不解、脉洪大者、白虎加人參湯主之。方十三。

〔白虎加人參湯方〕

知母六兩　石膏一斤碎綿裹　甘草炙二兩　粳米六合　人參三兩

右五味、以水一斗、煮米熟、湯成去滓、温服一升、日三服。

27 二七 太陽病、發熱惡寒、熱多寒少、脉微弱者、此無陽也。不可發汗、宜桂枝二越婢一湯。方十四。

〔桂枝二越婢一湯方〕

桂枝去皮　芍藥　麻黄　甘草各十八銖炙　大棗四枚擘　生薑一兩二銖切　石膏二十四銖碎綿裹

右七味、以水五升、煮麻黄一二沸、去上沫、内諸藥、煮取二升、去滓、温服一升。

本云、當裁為越婢湯、桂枝湯、合之飲一升。今合為一方、桂枝湯二分、越婢湯一分。臣億等謹按桂枝湯方、桂枝芍藥生薑各三兩、甘草二兩、大棗十二枚。越婢湯方、麻黄二兩、生薑三兩、甘草二兩、石膏半斤、大棗十五枚。今以算法約之、桂枝湯取四分之一、即得桂枝芍藥生薑各十八銖、甘草十二銖、大棗三枚。越婢湯取八分之一、即得麻黄十八銖、生薑九銖、甘草六銖、石膏二十四銖、大棗一枚八分之七、棄之、二湯所取相合、即共得桂枝芍藥甘草麻黄各十八銖、生薑一兩三銖、石膏二十四銖、大棗四枚、合方。舊云桂枝三、今取四分之一、即當云桂枝二也。越婢湯方見仲景雜方中、外臺秘要一云起脾湯。

28 二八 服桂枝湯、或下之、仍頭項強痛、翕翕發熱、無汗、心下滿微痛、小便不利者、桂枝去桂加茯苓白朮湯主之。方十五。

〔桂枝去桂加茯苓白朮湯方〕

芍藥三兩　甘草二兩炙　生薑切　白朮　茯苓各三兩　大棗十二枚擘

右六味、以水八升、煮取三升、去滓、温服一升、小便利則愈。本云桂枝湯、今去桂枝、加茯苓、白朮。

29 二九 傷寒脉浮、自汗出、小便數、心煩、微惡寒、脚攣急、反與桂枝、欲攻其表、此誤也。得之便厥、咽中乾、煩躁吐逆者、作甘草乾薑湯與之、以復其陽。若厥愈足温者、更作芍藥甘草湯與之、其脚即伸。若胃氣不和讝語者、少與調胃承氣湯。若重發汗、復加燒鍼者、四逆湯主之。方十六。

〔甘草乾薑湯方〕

甘草四兩炙　乾薑二兩

右二味、以水三升、煮取一升五合、去滓、分温再服。

〔芍藥甘草湯方〕

白芍藥　甘草各四兩炙

右二味、以水三升、煮取一升五合、去滓、分温再服。

〔調胃承氣湯方〕

大黄四兩去皮清酒洗　甘草二兩炙　芒消半升

右三味、以水三升、煮取一升、去滓、内芒消、更上火微煮令沸、少少温服之。

〔四逆湯方〕

甘草二兩炙　乾薑一兩半　附子一枚生用去皮破八片

右三味、以水三升、煮取一升二合、去滓、分温再服。强人可大附子一枚、乾薑三兩。

30 三〇 問曰、證象陽旦、按法治之而增劇、厥逆、咽中乾、兩脛拘急而譫語。師曰、言夜半手足當温、兩脚當伸。後如師言、何以知此。答曰、寸口脉浮而大、浮為風、大為虚。風則生微熱、虚則兩脛攣。病形象桂枝、因加附子參其間、增桂令汗出、附子温經、亡陽故也。厥逆、咽中乾、煩躁、陽明内結、譫語煩亂、更飲甘草乾薑湯、夜半陽氣還、兩足當熱、脛尚微拘急、重與芍藥甘草湯、爾乃脛伸。以承氣湯微溏、則止其譫語。故知病可愈。

傷寒論　巻第三

仲景全書第三

漢　張仲景述　晉　王叔和撰次
宋　林　億校正
明　趙開美校刻
沈　琳同校

辨太陽病脉證并治中　第六 合六十六法方三十九首并見太陽陽明合病法

太陽病、項背強几几、無汗、惡風、葛根湯主之。第一。七味

太陽陽明合病、必自利、葛根湯主之。第二 用前第一方一云用後第四方

太陽陽明合病、不下利、但嘔者、葛根加半夏湯主之。第三。八味

太陽病、桂枝證、醫反下之、利不止、葛根黄芩黄連湯主之。第四。四味

太陽病、頭痛、發熱、身疼、惡風、無汗而喘者、麻黄湯主之。第五。四味

太陽陽明合病、喘而胸滿、不可下、宜麻黄湯主之。第六。用前第五方

太陽病、十日以去、脉浮細而嗜臥者、外已解。設胸滿痛、與小柴胡湯。脉但浮者、與麻黄湯。第七。用前第五方小柴胡湯七味

太陽中風、脉浮緊、發熱、惡寒、身疼痛、不汗出而煩躁者、大青龍湯主之。第八。七味

傷寒、脉浮緩、身不疼、但重、乍有輕時、無少陰證、大青龍湯發之。第九。用前第八方

傷寒、表不解、心下有水氣、乾嘔、發熱而欬、小青龍湯主之。第十。八味加減法附

傷寒、心下有水氣、欬而微喘、小青龍湯主之。第十一。用前第十方

太陽病、外證未解、脉浮弱者、當以汗解、宜桂枝湯。第十二。五味

太陽病、下之微喘者、表未解、桂枝加厚朴杏子湯主之。第十三。七味

太陽病、外證未解、不可下也、下之為逆、解外、宜桂枝湯。第十四。用前第十二方

太陽病、先發汗不解、復下之、脉浮者、當解外、宜桂枝湯。第十五。用前第十二方

太陽病、脉浮緊、無汗、發熱、身疼痛、八九日不解、表證在、發汗已、發煩、必衄、麻黄湯主

之。第十六。（用前第五方下有太陽病并二陽并病四證）

脉浮者、病在表、可發汗、宜麻黄湯。第十七。（用前第五方一法用桂枝湯）

脉浮數者、可發汗、宜麻黄湯。第十八。（用前第五方）

病常自汗出、榮衛不和也、發汗則愈、宜桂枝湯。第十九。（用前第十二方）

病人藏無他病、時自汗出、衛氣不和也、宜桂枝湯。第二十。（用前第十二方）

傷寒、脉浮緊、不發汗、因衄、麻黄湯主之。第二十一。（用前第五方）

傷寒、不大便六七日、頭痛有熱、與承氣湯。小便清者、知不在裏、當發汗、宜桂枝湯。第二十二。（用前第十二方）

傷寒、發汗解半日許、復熱煩、脉浮數者、可更發汗、宜桂枝湯。第二十三。（用前第十二方下別有三病證）

下之後、復發汗、晝日煩躁不得眠、夜而安靜、不嘔、不渇、無表證、脉沈微者、乾薑附子湯主之。第二十四。（二味）

發汗後、身疼痛、脉沈遲者、桂枝加芍藥生薑各一兩人參三兩新加湯主之。第二十五。（六味）

發汗後、不可行桂枝湯。汗出而喘、無大熱者、可與麻黄杏子甘草石膏湯。第二十六。（四味）

發汗過多、其人叉手自冒心、心悸欲得按者、桂枝甘草湯主之。第二十七。（二味）

發汗後、臍下悸、欲作奔豚、茯苓桂枝甘草大棗湯主之。第二十八。 四味下有作甘爛水法

發汗後、腹脹滿者、厚朴生薑半夏甘草人參湯主之。第二十九。 五味

傷寒吐下後、心下逆滿、氣上衝胸、頭眩、脉沈緊者、茯苓桂枝白朮甘草湯主之。第三十。 四味

發汗病不解、反惡寒者、虚故也、芍藥甘草附子湯主之。第三十一。 三味

發汗若下之、不解、煩躁者、茯苓四逆湯主之。第三十二。 五味

發汗後惡寒、虚故也。不惡寒、但熱者、實也、與調胃承氣湯。第三十三。 三味

太陽病、發汗後、大汗出、胃中乾躁、不能眠、欲飲水、小便不利者、五苓散主之。第三十四。 五味即猪苓散是

發汗已、脈浮數、煩渴者、五苓散主之。第三十五。 用前第三十四方

傷寒、汗出而渴者、五苓散。不渴者、茯苓甘草湯主之。第三十六。 四味

中風發熱、六七日不解而煩、有表裏證、渴欲飲水、水入則吐、名曰水逆、五苓散主之。第三十七。 用前第三十四方下別有三病證

發汗吐下後、虚煩不得眠、心中懊憹、梔子豉湯主之。若少氣者、梔子甘草豉湯主之。若嘔者、梔子生薑豉湯主之。第三十八。 梔子豉湯二味梔子甘草豉湯梔子生薑豉湯並三味

發汗、若下之、煩熱胸中窒者、梔子豉湯主之。第三十九。用上初方

傷寒五六日、大下之、身熱不去、心中結痛者、梔子豉湯主之。第四十。用上初方

傷寒下後、心煩、腹滿、臥起不安者、梔子厚朴湯主之。第四十一。三味

傷寒、醫以丸藥下之、身熱不去、微煩者、梔子乾薑湯主之。第四十二。二味下有不可與梔子湯一證

太陽病、發汗不解、仍發熱、心下悸、頭眩、身瞤、真武湯主之。第四十三。五味下有不可汗五證

汗家、重發汗、必恍惚心亂、禹餘粮丸主之。第四十四。方本闕下有吐蚘先汗下二證

傷寒、醫下之、清穀不止、身疼痛、急當救裏。後身疼痛、清便自調、急當救表。救裏宜四逆湯、救表宜桂枝湯。第四十五。桂枝湯用前第十二方四逆湯三味

太陽病未解、脉陰陽俱停。陰脉微者、下之解、宜調胃承氣湯。第四十六。用前第三十三方一云用大柴胡湯前有太陽病一證

太陽病、發熱汗出、榮弱衛强、故使汗出。欲救邪風、宜桂枝湯。第四十七。用前第十二方

傷寒五六日中風、往来寒熱、胸脇滿、不欲食、心煩喜嘔者、小柴胡湯主之。第四十八。再見柴胡湯加減法附

血弱、氣盡、腠理開、邪氣因入、與正氣分爭、往来寒熱、休作有時、小柴胡湯主之。第四十九。用前方渴者屬陽明證附下有柴胡不中與一證

傷寒四五日、身熱、惡風、項强、脇下滿、手足温而渴者、小柴胡湯主之。第五十。用前方

傷寒、陽脉濇、陰脉弦、法當腹中急痛、先與小建中湯。不差者、小柴胡湯主之。第五十一。用前方小建中湯六味下有嘔家不可用建中湯并服小柴胡一證

傷寒二三日、心中悸而煩者、小建中湯主之。第五十二。用前第五十一方

太陽病、過經十餘日、反二三下之、後四五日、柴胡證仍在、微煩者、大柴胡湯主之。第五十三。加大黄八味

傷寒十三日不解、胸脇滿而嘔、日晡發潮熱、柴胡加芒消湯主之。第五十四。八味

傷寒十三日、過經、讝語者、調胃承氣湯主之。第五十五。用前第三十二方

太陽病不解、熱結膀胱、其人如狂、宜桃核承氣湯。第五十六。五味

傷寒八九日、下之、胸滿、煩驚、小便不利、讝語、身重者、柴胡加龍骨牡蠣湯主之。第五十七。十二味

傷寒、腹滿、讝語、寸口脉浮而緊、此肝乘脾也、名曰縱、刺期門。第五十八。

傷寒、發熱、嗇嗇惡寒、大渴欲飲水、其腹必滿、自汗出、小便利、此肝乘肺也、名曰横、刺期門。第五十九。下有太陽病二證

傷寒、脉浮、醫火劫之、亡陽、必驚狂、臥起不安者、桂枝去芍藥加蜀漆牡蠣龍骨救逆湯主之。

第六十。七味下有不可火五證
燒鍼被寒、鍼處核起、必發奔豚氣、桂枝加桂湯主之。第六十一。五味
火逆下之、因燒鍼煩躁者、桂枝甘草龍骨牡蠣湯主之。第六十二。四味下有太陽四證
太陽病、過經十餘日、温温欲吐胸中痛、大便微溏、與調胃承氣湯。第六十三。用前第三十三方
太陽病六七日、表證在、脉微沈、不結胸、其人發狂、以熱在下焦、少腹滿、小便自利者、下血乃愈、抵當湯主之。第六十四。四味
太陽病、身黃、脉沈結、少腹鞕、小便自利、其人如狂者、血證諦也、抵當湯主之。第六十五。用前方
傷寒有熱、少腹滿、應小便不利、今反利者、有血也、當下之、宜抵當丸。第六十六。四味下有太陽病一證

一三二

太陽病、項背强几几、無汗、惡風、葛根湯主之。方一。

〔葛根湯方〕

葛根四兩 麻黃三兩去節 桂枝二兩去皮 生薑三兩切 甘草二兩炙 芍藥二兩 大棗十二枚擘

右七味、以水一斗、先煮麻黃、葛根、減二升、去白沫、內諸藥、煮取三升、去滓、温服一升、覆取微似汗。餘如桂枝法將息及禁忌、諸湯皆倣此。

2 三二 太陽與陽明合病者、必自下利、葛根湯主之。方二。用前第一方一云用後第四方

3 三三 太陽與陽明合病、不下利、但嘔者、葛根加半夏湯主之。方三。

〔葛根加半夏湯方〕

葛根四兩 麻黃三兩去節 甘草二兩炙 芍藥二兩 桂枝二兩去皮 生薑二兩切 半夏半升洗 大棗十二枚擘

右八味、以水一斗、先煮葛根、麻黃、減二升、去白沫、內諸藥、煮取三升、去滓、温服一升。覆取微似汗。

4 三四 太陽病、桂枝證、醫反下之、利遂不止、脉促者、表未解也。喘而汗出者、葛根黃芩黃連湯主之。方四。促一作縱

〔葛根黃芩黃連湯方〕

葛根半斤 甘草二兩炙 黃芩三兩 黃連三兩

右四味、以水八升、先煮葛根、減二升、内諸藥、煮取二升、去滓、分温再服。

5 三五 太陽病、頭痛、發熱、身疼、腰痛、骨節疼痛、惡風無汗而喘者、麻黃湯主之。方五。

〔麻黃湯方〕

麻黃三兩去節　桂枝二兩去皮　甘草一兩炙　杏仁七十箇去皮尖

右四味、以水九升、先煮麻黃、減二升、去上沫、内諸藥、煮取二升半、去滓、温服八合、覆取微似汗、不須啜粥、餘如桂枝法將息。

6 三六 太陽與陽明合病、喘而胸滿者、不可下、宜麻黃湯。六。用前第五方

7 三七 太陽病、十日以去、脉浮細而嗜臥者、外已解也。設胸滿脇痛者、與小柴胡湯。脉但浮者、與麻黃湯。七。用前第五方

〔小柴胡湯方〕

柴胡半斤　黃芩　人參　甘草炙　生薑各三兩切　大棗十二枚擘　半夏半升洗

右七味、以水一斗二升、煮取六升、去滓、再煎取三升、温服一升、日三服。

8 三八 太陽中風、脉浮緊、發熱、惡寒、身疼痛、不汗出而煩躁者、大青龍湯主之。若脉微弱、

汗出惡風者、不可服之。服之則厥逆、筋惕肉瞤、此為逆也。大青龍湯方。八。

〔大青龍湯方〕

麻黄（六兩去節）　桂枝（二兩去皮）　甘草（二兩炙）　杏仁（四十枚去皮尖）　生薑（三兩切）　大棗（十枚擘）　石膏（如雞子大碎）

右七味、以水九升、先煮麻黄、減二升、去上沫、内諸藥、煮取三升、去滓、温服一升、取微似汗。汗出多者、温粉粉之。一服汗者、停後服。若復服、汗多亡陽、遂（一作逆）虚、惡風、煩躁、不得眠也。

9 三九 傷寒、脉浮緩、身不疼、但重、乍有輕時、無少陰證者、大青龍湯發之。九。（用前第八方）

10 四〇 傷寒、表不解、心下有水氣、乾嘔、發熱而欬、或渴、或利、或噎、或小便不利、少腹滿、或喘者、小青龍湯主之。方十。

〔小青龍湯方〕

麻黄（去節）　芍藥　細辛　乾薑　甘草（炙）　桂枝（各三兩去皮）　五味子（半升）　半夏（半升洗）

右八味、以水一斗、先煮麻黄減二升、去上沫、内諸藥。煮取三升、去滓、温服一升。若渴、去半夏、加栝樓根三兩。若微利、去麻黄、加蕘花、如一雞子、熬令赤色。若噎者、去麻黃、加附子一枚、炮。若小便不利、少腹滿者、去麻黃、加茯苓四兩。若喘、去麻黃、加杏仁半升、去皮尖。且蕘花不治利、麻黃主喘、今此語反之、疑非仲景意。臣億等謹按小青龍湯大要治水。又按本草蕘花下十二水、若水去利則止也。又按千金形腫者應內麻黃、乃內杏仁者、以麻黃發其陽故也、以此證之、豈非仲景意也。

11 四一 傷寒、心下有水氣、欬而微喘、發熱不渴。服湯已、渴者、此寒去欲解也、小青龍湯主之。十一。用前第十方

12 四二 太陽病、外證未解、脉浮弱者、當以汗解、宜桂枝湯。方十二。

〔桂枝湯方〕

桂枝去皮　芍藥　生薑各三兩切　甘草二兩炙　大棗十二枚擘

右五味、以水七升、煮取三升、去滓、温服一升。須臾啜熱稀粥一升、助藥力、取微汗。

13 四三 太陽病、下之微喘者、表未解故也、桂枝加厚朴杏子湯主之。方十三。

〔桂枝加厚朴杏子湯方〕

桂枝三兩去皮　甘草二兩炙　生薑三兩切　芍藥三兩　大棗十二枚擘　厚朴二兩炙去皮　杏仁五十枚去皮尖

右七味、以水七升、微火煮取三升、去滓、温服一升、覆取微似汗。

14 四四 太陽病、外證未解、不可下也、下之為逆。欲解外者、宜桂枝湯。十四。用前第十二方

15 四五 太陽病、先發汗不解、而復下之、脉浮者不愈。浮為在外、而反下之、故令不愈。今脉浮、故在外、當須解外則愈、宜桂枝湯。十五。用前第十二方

16 四六 太陽病、脉浮緊、無汗、發熱、身疼痛、八九日不解、表證仍在、此當發其汗。服藥已微除、其人發煩目瞑、劇者必衄、衄乃解。所以然者、陽氣重故也。麻黄湯主之。十六。用前第五方

17 四七 太陽病、脉浮緊、發熱、身無汗、自衄者愈。

18 四八 二陽併病、太陽初得病時、發其汗、汗先出不徹、因轉屬陽明、續自微汗出、不惡寒。若太陽病證不罷者、不可下、下之為逆。如此可小發汗。設面色緣緣正赤者、陽氣怫鬱在表、當解之熏之。若發汗不徹、不足言、陽氣怫鬱不得越、當汗不汗、其人躁煩、不知痛處、乍在腹中、乍在四肢、按之不可得、其人短氣但坐、以汗出不徹故也、更發汗則愈。何以知汗出不徹、以脉濇故知也。

19 四九 脉浮數者、法當汗出而愈。若下之、身重、心悸者、不可發汗、當自汗出乃解。所以然者、尺中脉微、此裏虚。須表裏實、津液自和、便自汗出愈。

20 五〇 脉浮緊者、法當身疼痛、宜以汗解之。假令尺中遲者、不可發汗。何以知然。以榮氣不足、血少故也。

21 五一 脉浮者、病在表、可發汗、宜麻黄湯。十七。（用前第五方 法用桂枝湯）

22 五二 脉浮而數者、可發汗、宜麻黄湯。十八。（用前第五方）

23 五三 病常自汗出者、此為榮氣和。榮氣和者、外不諧、以衛氣不共榮氣諧和故爾。以榮行脉中、衛行脉外。復發其汗、榮衛和則愈。宜桂枝湯。十九。（用前第十二方）

24 五四 病人藏無他病、時發熱、自汗出、而不愈者、此衛氣不和也。先其時發汗則愈、宜桂枝湯。二十。（用前第十二方）

25 五五 傷寒、脉浮緊、不發汗、因致衄者、麻黄湯主之。二十一。（用前第五方）

26 五六 傷寒、不大便六七日、頭痛有熱者、與承氣湯。其小便清者、（一云大便青）知不在裏、仍在表也、當須發汗。若頭痛者必衄。宜桂枝湯。二十二。（用前第十二方）

27 五七 傷寒、發汗已解、半日許復煩、脉浮數者、可更發汗、宜桂枝湯。二十三。用前第十二方

28 五八 凡病、若發汗、若吐、若下、若亡血、亡津液、陰陽自和者、必自愈。

29 五九 大下之後、復發汗、小便不利者、亡津液故也。勿治之、得小便利、必自愈。

30 六〇 下之後、復發汗、必振寒、脉微細。所以然者、以内外倶虚故也。

31 六一 下之後、復發汗、晝日煩躁不得眠、夜而安靜、不嘔、不渴、無表證、脉沈微、身無大熱者、乾薑附子湯主之。方二十四。

〔乾薑附子湯方〕

乾薑一兩　附子一枚生用去皮切八片

右二味、以水三升、煮取一升、去滓、頓服。

32 六二 發汗後、身疼痛、脉沈遲者、桂枝加芍藥生薑各一兩人參三兩新加湯主之。方二十五。

〔桂枝加芍藥生薑各一兩人參三兩新加湯方〕

桂枝三兩去皮　芍藥四兩　甘草二兩炙　人參三兩　大棗十二枚擘　生薑四兩

右六味、以水一斗二升、煮取三升、去滓、温服一升。本云桂枝湯、今加芍藥生薑人

參。

33 六三 發汗後、不可更行桂枝湯。汗出而喘、無大熱者、可與麻黃杏仁甘草石膏湯。方二十六。

〔麻黃杏仁甘草石膏湯方〕

麻黃（四兩去節） 杏仁（五十箇去皮尖） 甘草（二兩炙） 石膏（半斤碎綿裹）

右四味、以水七升、煮麻黃、減二升、去上沫、內諸藥、煮取二升、去滓、温服一升。

本云、黃耳柸。

34 六四 發汗過多、其人叉手自冒心、心下悸欲得按者、桂枝甘草湯主之。方二十七。

〔桂枝甘草湯方〕

桂枝（四兩去皮） 甘草（二兩炙）

右二味、以水三升、煮取一升、去滓、頓服。

35 六五 發汗後、其人臍下悸者、欲作奔豚、茯苓桂枝甘草大棗湯主之。方二十八。

〔茯苓桂枝甘草大棗湯方〕

茯苓（半斤） 桂枝（四兩去皮） 甘草（二兩炙） 大棗（十五枚擘）

右四味、以甘爛水一斗、先煮茯苓、減二升、内諸藥、煮取三升、去滓、温服一升、日三服。作甘爛水法、取水二斗、置大盆内、以杓揚之、水上有珠子五六千顆相逐、取用之。

36 六六 發汗後、腹脹滿者、厚朴生薑半夏甘草人參湯主之。方二十九。

〔厚朴生薑半夏甘草人參湯方〕

厚朴半斤炙去皮　生薑半斤切　半夏半斤洗　甘草二兩　人參一兩

右五味、以水一斗、煮取三升、去滓温服一升、日三服。

37 六七 傷寒、若吐、若下後、心下逆滿、氣上衝胸、起則頭眩、脉沈緊、發汗則動經、身為振振搖者、茯苓桂枝白朮甘草湯主之。方三十。

〔茯苓桂枝白朮甘草湯方〕

茯苓四兩　桂枝三兩去皮　白朮　甘草各二兩炙

右四味、以水六升、煮取三升、去滓、分温三服。

38 六八 發汗病不解、反惡寒者、虛故也。芍藥甘草附子湯主之。方三十一。

〔芍藥甘草附子湯方〕

芍藥　甘草各三兩炙　附子一枚炮去皮破八片

右三味、以水五升、煮取一升五合、去滓、分温三服。疑非仲景方。

39 六九 發汗、若下之、病仍不解、煩躁者、茯苓四逆湯主之。方三十二。

〔茯苓四逆湯方〕

茯苓四兩　人參一兩　附子一枚生用去皮破八片　甘草二兩炙　乾薑一兩半

右五味、以水五升、煮取三升、去滓、温服七合、日二服。

40 七〇 發汗後、惡寒者、虛故也。不惡寒、但熱者、實也、當和胃氣、與調胃承氣湯。方三十三。玉函云與小承氣湯

〔調胃承氣湯方〕

芒消半升　甘草二兩炙　大黃四兩去皮清酒洗

右三味、以水三升、煮取一升、去滓、内芒消、更煮兩沸、頓服。

41 七一 太陽病、發汗後、大汗出、胃中乾、煩躁不得眠、欲得飲水者、少少與飲之、令胃氣和

則愈。若脉浮、小便不利、微熱、消渴者、五苓散主之。方三十四。（即猪苓散是）

〔五苓散方〕

猪苓（十八銖去皮）　澤瀉（一兩六銖）　白朮（十八銖）　茯苓（十八銖）　桂枝（半兩去皮）

右五味、擣為散、以白飲和服方寸匕、日三服。多飲煖水、汗出愈、如法將息。

42 七二 發汗已、脉浮數、煩渴者、五苓散主之。三十五。（用前第三十四方）

43 七三 傷寒、汗出而渴者、五苓散主之。不渴者、茯苓甘草湯主之。方三十六。

〔茯苓甘草湯方〕

茯苓（二兩）　桂枝（二兩去皮）　甘草（一兩炙）　生薑（三兩切）

右四味、以水四升、煮取二升、去滓、分温三服。

44 七四 中風、發熱六七日不解而煩、有表裏證、渴欲飲水、水入則吐者、名曰水逆、五苓散主之。三十七。（用前第三十四方）

45 七五 未持脉時、病人手叉自冒心。師因教試令欬、而不欬者、此必兩耳聾無聞也。所以然者、以重發汗、虛故如此。發汗後、飲水多必喘、以水灌之亦喘。

七六
發汗後、水藥不得入口、為逆。若更發汗、必吐下不止。發汗、吐下後、虛煩不得眠、若劇者、必反覆顛倒、音到下同心中懊憹、上烏浩下奴冬切下同梔子豉湯主之。若少氣者、梔子甘草豉湯主之。若嘔者、梔子生薑豉湯主之。三十八。

〔梔子豉湯方〕

梔子十四箇擘　香豉四合綿裹

右二味、以水四升、先煮梔子、得二升半、內豉、煮取一升半、去滓、分為二服、温進一服、得吐者、止後服。

〔梔子甘草豉湯方〕

梔子十四箇擘　甘草二兩炙　香豉四合綿裹

右三味、以水四升、先煮梔子、甘草、取二升半、內豉、煮取一升半、去滓、分二服。温進一服、得吐者、止後服。

〔梔子生薑豉湯方〕

梔子十四箇擘　生薑五兩　香豉四合綿裹

右三味、以水四升、先煮梔子、生薑、取二升半、内豉、煮取一升半、去滓、分二服。温進一服、得吐者、止後服。

47 七七 發汗、若下之、而煩熱胸中窒者、梔子豉湯主之。三十九。（用上初方）

48 七八 傷寒五六日、大下之後、身熱不去、心中結痛者、未欲解也、梔子豉湯主之。四十。（用上初方）

49 七九 傷寒、下後、心煩、腹滿、臥起不安者、梔子厚朴湯主之。方四十一。

〔梔子厚朴湯方〕

梔子（十四箇擘）　厚朴（四兩炙去皮）　枳實（四枚水浸炙令黄）

右三味、以水三升半、煮取一升半、去滓、分二服。温進一服、得吐者、止後服。

50 八〇 傷寒、醫以丸藥大下之、身熱不去、微煩者、梔子乾薑湯主之。方四十二。

〔梔子乾薑湯方〕

梔子（十四箇擘）　乾薑（二兩）

右二味、以水三升半、煮取一升半、去滓、分二服、温進一服。得吐者、止後服。

51 八一 凡用梔子湯、病人舊微溏者、不可與服之。

52 八二 太陽病發汗、汗出不解、其人仍發熱、心下悸、頭眩、身瞤動、振振欲擗（一作僻）地者、真武湯主之。方四十三。

〔真武湯方〕

茯苓　芍藥　生薑（各三兩切）　白朮（二兩）　附子（一枚炮去皮破八片）

右五味、以水八升、煮取三升、去滓、温服七合、日三服。

53 八三 咽喉乾燥者、不可發汗。

54 八四 淋家、不可發汗、發汗必便血。

55 八五 瘡家、雖身疼痛、不可發汗、汗出則痓。

56 八六 衄家、不可發汗、汗出必額上陷、脉急緊、直視不能眴（音喚又胡絹切下同一作瞬）不得眠。

57 八七 亡血家、不可發汗、發汗則寒慄而振。

58 八八 汗家、重發汗、必恍惚心亂、小便已陰疼、與禹餘粮丸。四十四。（方本闕）

59 八九 病人有寒、復發汗、胃中冷、必吐蚘。（一作逆）

60 九〇 本發汗、而復下之、此為逆也。若先發汗、治不為逆。本先下之、而反汗之、為逆。若先下之、治不為逆。

61 九一 傷寒、醫下之、續得下利清穀不止、身疼痛者、急當救裏。後身疼痛、清便自調者、急當救表、救裏宜四逆湯、救表宜桂枝湯。四十五。用前第十二方

62 九二 病發熱、頭痛、脉反沈、若不差、身體疼痛、當救其裏。

〔四逆湯方〕

甘草二兩炙　乾薑一兩半　附子一枚生用去皮破八片

右三味、以水三升、煮取一升二合、去滓、分温再服、强人可大附子一枚、乾薑三兩。

63 九三 太陽病、先下而不愈、因復發汗。以此表裏俱虛、其人因致冒、冒家汗出自愈。所以然者、汗出表和故也。裏未和然後復下之。

64 九四 太陽病未解、脉陰陽俱停、一作微必先振慄、汗出而解。但陽脉微者、先汗出而解。但陰脉微一作尺脉實者、下之而解。若欲下之、宜調胃承氣湯。四十六。用前第三十三方一云用大柴胡湯

65 九五 太陽病、發熱、汗出者、此為榮弱衛强、故使汗出。欲救邪風者、宜桂枝湯。四十七。

66 九六 方用前法

傷寒五六日中風、往来寒熱、胸脇苦満、嘿嘿不欲飲食、心煩喜嘔、或胸中煩而不嘔、或渇、或腹中痛、或脇下痞鞕、或心下悸、小便不利、或不渇、身有微熱、或欬者、小柴胡湯主之。方四十八。

〔小柴胡湯方〕

柴胡半斤　黄芩三兩　人參三兩　半夏半升洗　甘草炙　生薑各三兩切　大棗十二枚擘

右七味、以水一斗二升、煮取六升、去滓、再煎取三升、温服一升、日三服。若胸中煩而不嘔者、去半夏人參、加栝樓實一枚。若渇、去半夏、加人參合前成四兩半、栝樓根四兩。若腹中痛者、去黄芩、加芍藥三兩。若脇下痞鞕、去大棗、加牡蠣四兩。若心下悸、小便不利者、去黄芩、加茯苓四兩。若不渇、外有微熱者、去人參、加桂枝三兩、温覆微汗愈。若欬者、去人參大棗生薑、加五味子半升、乾薑二兩。

67 九七 血弱、氣盡、腠理開、邪氣因入、與正氣相搏、結於脇下。正邪分爭、往来寒熱、休作有時、嘿嘿不欲飲食。藏府相連、其痛必下、邪高痛下、故使嘔也、一云藏府相違其病必下脇鬲中痛小柴胡

湯主之。服柴胡湯已、渴者屬陽明、以法治之。四十九。用前方

68 九八 得病六七日、脉遲浮弱、惡風寒、手足温。醫二三下之、不能食而脇下滿痛、面目及身黄、頸項强、小便難者、與柴胡湯、後必下重。本渴飲水而嘔者、柴胡湯不中與也、食穀者噦。

69 九九 傷寒四五日、身熱、惡風、頸項强、脇下滿、手足温而渴者、小柴胡湯主之。五十。用前方

70 一〇〇 傷寒、陽脉濇、陰脉弦、法當腹中急痛、先與小建中湯。不差者、小柴胡湯主之。五十一。用前方

〔小建中湯方〕

桂枝三兩去皮　甘草二兩炙　大棗十二枚擘　芍藥六兩　生薑三兩切　膠飴一升

右六味、以水七升、煮取三升、去滓、内飴、更上微火消解。温服一升、日三服。嘔家不可用建中湯、以甜故也。

71 一〇一 傷寒中風、有柴胡證、但見一證便是、不必悉具。凡柴胡湯病證而下之、若柴胡證不罷

者、復與柴胡湯、必蒸蒸而振、却復發熱汗出而解。

72 一〇二 傷寒二三日、心中悸而煩者、小建中湯主之。五十二。（用前第五十一方）

73 一〇三 太陽病、過經十餘日、反二三下之。後四五日、柴胡證仍在者、先與小柴胡。嘔不止、心下急、（一云嘔止小安）鬱鬱微煩者、為未解也、與大柴胡湯、下之則愈。方五十三。

〔大柴胡湯方〕

柴胡（半斤）　黃芩（三兩）　芍藥（三兩）　半夏（半升洗）　生薑（五兩切）　枳實（四枚炙）　大棗（十二枚擘）

右七味、以水一斗二升、煮取六升、去滓再煎、温服一升、日三服。一方、加大黃二兩。若不加、恐不為大柴胡湯。

74 一〇四 傷寒十三日不解、胸脇滿而嘔、日晡所發潮熱、已而微利。此本柴胡證、下之以不得利、今反利者、知醫以丸藥下之、此非其治也。潮熱者、實也。先宜服小柴胡湯以解外、後以柴胡加芒消湯主之。五十四。

〔柴胡加芒消湯方〕

柴胡（二兩十六銖）　黃芩（一兩）　人參（一兩）　甘草（一兩炙）　生薑（一兩切）　半夏（二十銖本云五枚洗）　大棗（四枚擘）　芒消（二兩）

右八味、以水四升、煮取二升、去滓、内芒消、更煮微沸、分温再服。不解更作。

（臣億等謹按、金匱玉函方中無芒消、別一方云、以水七升、下芒消二合、大黄四兩、桑螵蛸五枚、煮取一升半、服五合、微下即愈。本云柴胡再服以解其外、餘二升加芒消大黄桑螵蛸也。）

75 一〇五 傷寒十三日、過經、讝語者、以有熱也、當以湯下之。若小便利者、大便當鞕、而反下利、脈調和者、知醫以丸藥下之、非其治也。若自下利者、脈當微厥、今反和者、此為内實也、調胃承氣湯主之。五十五。（用前第三十三方）

76 一〇六 太陽病不解、熱結膀胱、其人如狂、血自下、下者愈。其外不解者、尚未可攻、當先解其外。外解已、但少腹急結者、乃可攻之、宜桃核承氣湯。方五十六。（後云解外宜桂枝湯）

〔桃核承氣湯方〕

桃仁（五十箇 去皮尖）　大黄（四兩）　桂枝（二兩 去皮）　甘草（二兩 炙）　芒消（二兩）

右五味、以水七升、煮取二升半、去滓、内芒消、更上火微沸、下火。先食温服五合、日三服、當微利。

77 一〇七 傷寒八九日、下之、胸滿、煩驚、小便不利、讝語、一身盡重、不可轉側者、柴胡加龍骨牡蠣湯主之。方五十七。

〔柴胡加龍骨牡蠣湯方〕

柴胡四兩　龍骨　黄芩　生薑切　鉛丹　人參　桂枝去皮　茯苓各一兩半　半夏二合半洗

大黄二兩　牡蠣一兩半熬　大棗六枚擘

右十二味、以水八升、煮取四升、内大黄、切如碁子、更煮一兩沸、去滓、温服一升。

本云柴胡湯、今加龍骨等。

78 一〇八 傷寒、腹滿、讝語、寸口脉浮而緊、此肝乘脾也、名曰縱、刺期門。五十八。

79 一〇九 傷寒發熱、嗇嗇惡寒、大渴欲飲水、其腹必滿、自汗出、小便利、其病欲解、此肝乘肺也、名曰横、刺期門。五十九。

80 一一〇 太陽病二日、反躁、凡熨其背而大汗出、大熱入胃、一作二日内燒瓦熨背大汗出火氣入胃胃中水竭、躁煩必發讝語。十餘日振慄自下利者、此為欲解也。故其汗從腰以下不得汗、欲小便不得、反嘔、欲失溲、足下惡風、大便鞕、小便當數、而反不數及不多。大便已、頭卓然而痛、其人足心必熱、穀氣下流故也。

81 一一一 太陽病中風、以火劫發汗。邪風被火熱、血氣流溢、失其常度、兩陽相熏灼、其身發黄。

陽盛則欲衄、陰虚小便難。陰陽俱虚竭、身體則枯燥、但頭汗出、劑頸而還。腹滿、微喘、口乾、咽爛、或不大便、久則讝語、甚者至噦、手足躁擾、捻衣摸牀。小便利者、其人可治。

82 一一二 傷寒脉浮、醫以火迫劫之、亡陽、必驚狂、臥起不安者、桂枝去芍藥加蜀漆牡蠣龍骨救逆湯主之。方六十。

〔桂枝去芍藥加蜀漆牡蠣龍骨救逆湯方〕

桂枝三兩去皮　甘草二兩炙　生薑三兩切　大棗十二枚擘　牡蠣五兩熬　蜀漆三兩洗去腥　龍骨四兩

右七味、以水一斗二升、先煮蜀漆、減二升。内諸藥、煮取三升、去滓、温服一升。

本云桂枝湯、今去芍藥、加蜀漆牡蠣龍骨。

83 一一三 形作傷寒、其脉不弦緊而弱。弱者必渴、被火必讝語。弱者發熱、脉浮、解之當汗出愈。

84 一一四 太陽病、以火熏之、不得汗、其人必躁。到經不解、必清血、名為火邪。

85 一一五 脉浮、熱甚、而反灸之、此為實。實以虚治、因火而動、必咽躁、吐血。

86 一一六 微數之脉、慎不可灸。因火為邪、則為煩逆。追虚逐實、血散脉中。火氣雖微、内攻有力、焦骨傷筋、血難復也。脉浮、宜以汗解、用火灸之、邪無從出、因火而盛、病從腰以下、必重而痺、名火逆也。欲自解者、必當先煩、煩乃有汗而解。何以知之。脉浮、故知汗出解。

87 一一七 焼鍼令其汗、鍼處被寒、核起而赤者、必發奔豚。氣從少腹上衝心者、灸其核上各一壯、與桂枝加桂湯、更加桂二兩也。方六十一。

〔桂枝加桂湯方〕

桂枝五兩去皮　芍藥三兩　生薑三兩切　甘草二兩炙　大棗十二枚擘

右五味、以水七升、煮取三升、去滓、温服一升。本云桂枝湯、今加桂滿五兩。所以加桂者、以能泄奔豚氣也。

88 一一八 火逆下之、因焼鍼煩躁者、桂枝甘草龍骨牡蠣湯主之。方六十二。

〔桂枝甘草龍骨牡蠣湯方〕

桂枝一兩去皮　甘草二兩炙　牡蠣二兩熬　龍骨二兩

右四味、以水五升、煮取二升半、去滓、温服八合、日三服。

89 一一九 太陽傷寒者、加温鍼必驚也。

90 一二〇 太陽病、當惡寒、發熱、今自汗出、反不惡寒、發熱、關上脉細數者、以醫吐之過也。一二日吐之者、腹中飢、口不能食。三四日吐之者、不喜糜粥、欲食冷食、朝食暮吐、以醫吐之所致也、此為小逆。

91 一二一 太陽病吐之、但太陽病當惡寒、今反不悪寒、不欲近衣、此為吐之内煩也。

92 一二二 病人脉數。數為熱、當消穀引食。而反吐者、此以發汗、令陽氣微、膈氣虚、脉乃數也。數為客熱、不能消穀。以胃中虚冷、故吐也。

93 一二三 太陽病、過經十餘日、心下温温欲吐而胸中痛、大便反溏、腹微滿、鬱鬱微煩。先此時自極吐下者、與調胃承氣湯。若不爾者、不可與。但欲嘔、胸中痛、微溏者、此非柴胡湯證、以嘔故知極吐下也。調胃承氣湯。六十三。用前第三十三方

94 一二四 太陽病六七日、表證仍在、脉微而沈、反不結胸。其人發狂者、以熱在下焦、少腹當鞕滿、小便自利者、下血乃愈。所以然者、以太陽隨經、瘀熱在裏故也。抵當湯主之。方六十四。

〔抵當湯方〕

水蛭熬　蝱蟲各三十箇去翅足熬　桃仁二十箇去皮尖　大黄三兩酒洗

右四味、以水五升、煮取三升、去滓、温服一升、不下更服。

95 一二五 太陽病、身黄、脉沈結、少腹鞕、小便不利者、為無血也。小便自利、其人如狂者、血證諦也、抵當湯主之。六十五。用前方

96 一二六 傷寒有熱、少腹滿、應小便不利、今反利者、為有血也、當下之、不可餘藥、宜抵當丸。方六十六。

〔抵當丸方〕

水蛭二十箇熬　蝱蟲二十箇去翅足熬　桃仁二十五箇去皮尖　大黄三兩

右四味、擣分四丸。以水一升、煮一丸、取七合服之。晬時、當下血。若不下者、更服。

97 一二七 太陽病、小便利者、以飲水多、必心下悸。小便少者、必苦裏急也。

傷寒論　巻第四

仲景全書第四

漢　張仲景述
晉　王叔和撰次
宋　林　億校正
明　趙開美校刻
沈　琳同校

辨太陽病脉證并治下　第七 合三十九法方三十首 并見太陽少陽合病法

結胸、項强、如柔痓狀。下則和、宜大陷胸丸。第一。六味前後有結胸藏結病六證

太陽病、心中懊憹、陽氣内陷、心下鞕、大陷胸湯主之。第二。三味

傷寒六七日、結胸熱實、脉沈緊、心下痛、大陷胸湯主之。第三。用前第二方

傷寒十餘日、熱結在裏、往来寒熱者、與大柴胡湯。第四。（七味水結附）

太陽病、重發汗、復下之、不大便五六日、舌燥而渇、潮熱、從心下至少腹滿痛、不可近者、大陷胸湯主之。第五。（用前第二方）

小結胸病、正在心下、按之痛、脉浮滑者、小陷胸湯主之。第六。（三味下有太陽病二證）

病在陽、應以汗解、反以水潠、熱不得去、益煩不渴、服文蛤散、不差、與五苓散。寒實結胸、無熱證者、與三物小陷胸湯、白散亦可服。第七。（文蛤散一味五苓散五味小陷胸湯用前第六方白散三味）

太陽少陽併病、頭痛、眩冒、心下痞者、刺肺俞、肝俞、不可發汗、發汗則讝語、讝語不止、當刺期門。第八。

婦人中風、經水適来、熱除脉遲、脇下滿、讝語、當刺期門。第九。

婦人中風、七八日、寒熱、經水適斷、血結如瘧狀、小柴胡湯主之。第十。（七味）

婦人傷寒、經水適来、讝語、無犯胃氣及上二焦、自愈。第十一。

傷寒六七日、發熱、微惡寒、支節疼、微嘔、心下支結、柴胡桂枝湯主之。第十二。（九味）

傷寒五六日、已發汗、復下之、胸脇滿、小便不利、渇而不嘔、頭汗出、往来寒熱、心煩、柴胡桂枝乾薑湯主之。第十三。（七味）

傷寒五六日、頭汗出、微惡寒、手足冷、心下滿、不欲食、大便鞕、脉細者、為陽微結、非少陰也、可與小柴胡湯。第十四。用前第十方

傷寒五六日、嘔而發熱、以他藥下之、柴胡證仍在、可與柴胡湯、蒸蒸而振、却發熱汗出解。心滿痛者、為結胸。但滿而不痛、為痞、宜半夏瀉心湯。第十五。七味下有太陽并病并氣痞二證

太陽中風、下利、嘔逆、表解乃可攻之、十棗湯主之。第十六。三味下有太陽一證

心下痞、按之濡者、大黃黃連瀉心湯主之。第十七。二味

心下痞、而復惡寒、汗出者、附子瀉心湯主之。第十八。四味

心下痞、與瀉心湯、不解者、五苓散主之。第十九。用前第七證方

傷寒汗解後、胃中不和、心下痞、生薑瀉心湯主之。第二十。八味

傷寒中風、反下之、心下痞、醫復下之、痞益甚、甘草瀉心湯主之。第二十一。六味

傷寒服藥、利不止、心下痞、與理中、利益甚、宜赤石脂禹餘粮湯。第二十二。二味下有痞一證

傷寒發汗、若吐下、心下痞、噫不除者、旋復代赭湯主之。第二十三。七味

下後、不可更行桂枝湯、汗出而喘、無大熱者、可與麻黃杏子甘草石膏湯。第二十四。四味

太陽病、外未除、數下之、遂協熱而利、桂枝人參湯主之。第二十五。五味

傷寒大下後、復發汗、心下痞、惡寒者、不可攻痞、先解表、表解乃可攻痞。解表宜桂枝湯、攻痞宜大黃黃連瀉心湯。第二十六。瀉心湯用前第十七方

傷寒發熱、汗出不解、心中痞、嘔吐下利者、大柴胡湯主之。第二十七。用前第四方

病如桂枝證、頭不痛、項不强、寸脉浮、胸中痞、氣上衝不得息、當吐之、宜瓜蔕散。第二十八。三味下有不可與瓜蔕散證

病脇下素有痞、連臍痛、引少腹者、此名藏結。第二十九。

傷寒若吐下後、不解、熱結在裏、惡風、大渴、白虎加人參湯主之。第三十。五味下有不可與白虎證

傷寒無大熱、口燥渴、背微寒者、白虎加人參湯主之。第三十一。用前方

傷寒脉浮、發熱、無汗、表未解、不可與白虎湯。渴者、白虎加人參湯主之。第三十二。用前第三十方

太陽少陽併病、心下鞕、頸項强而眩者、刺大椎、肺兪、肝兪、愼勿下之。第三十三。

太陽少陽合病、自下利、黃芩湯。若嘔、黃芩加半夏生薑湯主之。第三十四。黃芩湯四味加半夏生薑湯六味

傷寒、胸中有熱、胃中有邪氣、腹中痛、欲嘔者、黃連湯主之。第三十五。七味

傷寒八九日、風濕相搏、身疼煩、不能轉側、不嘔、不渴、脉浮虛而濇者、桂枝附子湯主之。大便鞕、一云臍下心下鞕小便自利者、去桂加白朮湯主之。第三十六。桂附湯加朮湯並五味

風濕相搏、骨節疼煩、掣痛不得屈伸、汗出短氣、小便不利、惡風、或身微腫者、甘草附子湯主之。第三十七。四味

傷寒脉浮滑、此表有熱、裏有寒、白虎湯主之。第三十八。四味

傷寒脉結代、心動悸、炙甘草湯主之。第三十九。九味

1 一二八 問曰、病有結胸、有藏結、其狀何如。答曰、按之痛、寸脉浮、關脉沈、名曰結胸也。

2 一二九 何謂藏結。答曰、如結胸狀、飲食如故、時時下利、寸脉浮、關脉小細沈緊、名曰藏結。舌上白胎滑者、難治。

3 一三〇 藏結、無陽證、不往来寒熱、一云寒而不熱其人反靜、舌上胎滑者、不可攻也。

4 一三一 病發於陽、而反下之、熱入因作結胸。病發於陰、而反下之、一作汗出因作痞也。所以成結胸者、以下之太早故也。結胸者、項亦强、如柔痓狀、下之則和、宜大陷胸丸。方一。

〔大陷胸丸方〕

大黄半斤　葶藶子半升熬　芒消半升　杏仁半升去皮尖熬黑

右四味、擣篩二味、内杏仁、芒消、合研如脂、和散。取如彈丸一枚、別擣甘遂末一錢七、白蜜二合、水二升、煮取一升、温頓服之、一宿乃下。如不下、更服、取下為效。禁如藥法。

5 一三二 結胸證、其脉浮大者、不可下、下之則死。

6 一三三 結胸證悉具、煩躁者亦死。

7 一三四 太陽病、脉浮而動數、浮則為風、數則為熱、動則為痛、數則為虛。頭痛、發熱、微盗汗出、而反惡寒者、表未解也。醫反下之、動數變遲、膈内拒痛、一云頭痛即眩胃中空虛、客氣動膈、短氣躁煩、心中懊憹、陽氣内陷、心下因鞕、則為結胸、大陷胸湯主之。若不結胸、但頭汗出、餘處無汗、劑頸而還、小便不利、身必發黃。大陷胸湯。方二。

〔大陷胸湯方〕

大黄六兩去皮　芒消一升　甘遂一錢七

右三味、以水六升、先煮大黄、取二升、去滓、内芒消、煮一兩沸、内甘遂末、温服一升。得快利、止後服。

8 一三五 傷寒六七日、結胸熱實、脉沈而緊、心下痛、按之石鞕者、大陥胸湯主之。三。用前第二方

9 一三六 傷寒十餘日、熱結在裏、復往来寒熱者、與大柴胡湯。但結胸、無大熱者、此為水結在胸脇也。但頭微汗出者、大陥胸湯主之。四。用前第二方

〔大柴胡湯方〕

柴胡半斤　枳實四枚炙　生薑五兩切　黄芩三兩　芍藥三兩　半夏半升洗　大棗十二枚擘

右七味、以水一斗二升、煮取六升、去滓再煎、温服一升、日三服。

一方、加大黄二兩。若不加、恐不名大柴胡湯。

10 一三七 太陽病、重發汗而復下之、不大便五六日、舌上燥而渴、日晡所小有潮熱、一云日晡所發心胸大煩從心下至少腹鞕滿而痛不可近者、大陥胸湯主之。五。用前第二方

11 一三八 小結胸病、正在心下、按之則痛、脉浮滑者、小陥胸湯主之。方六。

〔小陥胸湯方〕

黄連一兩　半夏半升洗　栝樓實大者一枚

右三味、以水六升、先煮栝樓、取三升、去滓。内諸藥、煮取二升、去滓、分温三服。

12 一三九 太陽病、二三日、不能臥、但欲起、心下必結、脉微弱者、此本有寒分也。反下之、若利止、必作結胸。未止者、四日復下之、此作協熱利也。

13 一四〇 太陽病、下之、其脉促、(一作縱)不結胸者、此為欲解也。脉浮者、必結胸。脉緊者、必咽痛。脉弦者、必兩脇拘急。脉細數者、頭痛未止。脉沈緊者、必欲嘔。脉沈滑者、協熱利。脉浮滑者、必下血。

14 一四一 病在陽、應以汗解之。反以冷水潠之。若灌之、其熱被劫不得去、彌更益煩、肉上粟起、意欲飲水、反不渴者、服文蛤散。若不差者、與五苓散。寒實結胸、無熱證者、與三物小陷胸湯。(用前第六方)
白散亦可服。七。(一云與三物小白散)

〔文蛤散方〕

文蛤(五兩)

右一味為散、以沸湯和一方寸匕服。湯用五合。

〔五苓散方〕

猪苓十八銖去黒皮　白朮十八銖　澤瀉一兩六銖　茯苓十八銖　桂枝半兩去皮

右五味、為散、更於臼中杵之、白飲和方寸七、服之、日三服。多飲煖水、汗出愈。

〔白散方〕

桔梗三分　巴豆一分去皮心熬黒研如脂　貝母三分

右三味為散、内巴豆、更於臼中杵之、以白飲和服。强人半錢七、羸者減之。病在膈上必吐、在膈下必利。不利、進熱粥一杯。利過不止、進冷粥一杯。身熱、皮粟不解、欲引衣自覆。若以水潠之洗之、益令熱却不得出、當汗而不汗則煩。假令汗出已、腹中痛、與芍藥三兩如上法。

15 一四二 太陽與少陽併病、頭項强痛、或眩冒、時如結胸、心下痞鞕者、當刺大椎第一間、肺俞、肝俞、慎不可發汗。發汗則譫語、脉弦、五日譫語不止、當刺期門。八。

16 一四三 婦人中風、發熱惡寒、經水適来、得之七八日、熱除而脉遲、身涼、胸脇下滿、如結胸狀、譫語者、此為熱入血室也。當刺期門、隨其實而取之。九。

17 一四四 婦人中風、七八日續得寒熱、發作有時、經水適斷者、此為熱入血室、其血必結、故使如瘧狀發作有時、小柴胡湯主之。方十。

〔小柴胡湯方〕

柴胡半斤 黄芩三兩 人參三兩 半夏半升洗 甘草三兩 生薑三兩切 大棗十二枚擘

右七味、以水一斗二升、煮取六升、去滓、再煎取三升、温服一升、日三服。

18 一四五 婦人傷寒、發熱、經水適来、晝日明了、暮則讝語、如見鬼狀者、此為熱入血室。無犯胃氣、及上二焦、必自愈。十一。

19 一四六 傷寒六七日、發熱、微惡寒、支節煩疼、微嘔、心下支結、外證未去者、柴胡桂枝湯主之。方十二。

〔柴胡桂枝湯方〕

桂枝去皮 黄芩一兩半 人參一兩半 甘草一兩炙 半夏二合半洗 芍藥一兩半 大棗六枚擘 生薑一兩半切

柴胡四兩

右九味、以水七升、煮取三升、去滓、温服一升。本云人參湯、作如桂枝法、加半夏、柴胡、黄芩、復如柴胡法。今用人參作半劑。

20 一四七

傷寒五六日、已發汗而復下之、胸脇滿微結、小便不利、渇而不嘔、但頭汗出、往来寒熱、心煩者、此為未解也。柴胡桂枝乾薑湯主之。方十三。

〔柴胡桂枝乾薑湯方〕

柴胡半斤　桂枝三兩去皮　乾薑二兩　栝樓根四兩　黄芩三兩　牡蠣二兩熬　甘草二兩炙

右七味、以水一斗二升、煮取六升、去滓、再煎取三升、温服一升、日三服。初服微煩、復服汗出便愈。

21 一四八

傷寒五六日、頭汗出、微惡寒、手足冷、心下滿、口不欲食、大便鞕、脉細者、此為陽微結、必有表、復有裏也。脉沈、亦在裏也。汗出、為陽微。假令純陰結、不得復有外證、悉入在裏、此為半在裏半在外也。脉雖沈緊、不得為少陰病。所以然者、陰不得有汗、今頭汗出、故知非少陰也、可與小柴胡湯。設不了了者、得屎而解。十四。用前第十方

22 一四九

傷寒五六日、嘔而發熱者、柴胡湯證具、而以他藥下之、柴胡證仍在者、復與柴胡湯。此雖已下之、不為逆、必蒸蒸而振、却發熱汗出而解。若心下滿而鞕痛者、此為結胸也、

大陥胸湯主之。但満而不痛者、此為痞、柴胡不中與之、宜半夏瀉心湯。方十五。

〔半夏瀉心湯方〕

半夏半升洗　黄芩　乾薑　人參　甘草炙各三兩　黄連一兩　大棗十二枚擘

右七味、以水一斗、煮取六升、去滓、再煎取三升、温服一升、日三服。須大陥胸湯者、方用前第二法。一方用半夏一升

23 一五〇 太陽少陽併病、而反下之、成結胸。心下鞕、下利不止、水漿不下、其人心煩。

24 一五一 脉浮而緊、而復下之、緊反入裏、則作痞。按之自濡、但氣痞耳。

25 一五二 太陽中風、下利、嘔逆、表解者、乃可攻之。其人漐漐汗出、發作有時、頭痛、心下痞鞕満、引脇下痛、乾嘔、短氣、汗出不惡寒者、此表解裏未和也、十棗湯主之。方十六。

〔十棗湯方〕

芫花熬　甘遂　大戟

右三味、等分、各別擣為散。以水一升半、先煮大棗肥者十枚、取八合、去滓、内藥末。强人服一錢匕、羸人服半錢、温服之。平旦服。若下少病不除者、明日更服、加

半錢。得快下利後、糜粥自養。

26 一五三 太陽病、醫發汗、遂發熱、惡寒。因復下之、心下痞。表裏俱虛、陰陽氣並竭、無陽則陰獨。復加燒鍼、因胸煩、面色青黃、膚瞤者、難治。今色微黃、手足温者、易愈。

27 一五四 心下痞、按之濡。其脉關上浮者。大黃黃連瀉心湯主之。方十七。

〔大黃黃連瀉心湯方〕

大黃二兩　黃連一兩

右二味、以麻沸湯二升漬之、須臾絞去滓。分温再服。臣億等看詳大黃黃連瀉心湯、諸本皆二味、又後附子瀉心湯、用大黃黃連黃芩附子、恐是前方中亦有黃芩、後但加附子也、故後云附子瀉心湯、本云加附子也。

28 一五五 心下痞、而復惡寒、汗出者、附子瀉心湯主之。方十八。

〔附子瀉心湯方〕

大黃二兩　黃連一兩　黃芩一兩　附子一枚炮去皮破別煮取汁

右四味、切三味、以麻沸湯二升漬之、須臾絞去滓、内附子汁、分温再服。

29 一五六 本以下之、故心下痞、與瀉心湯。痞不解、其人渴而口燥煩、小便不利者、五苓散主之。

十九。一方云、忍之一日乃愈。（用前第七證方）

30 一五七 傷寒汗出解之後、胃中不和、心下痞鞕、乾噫食臭、脇下有水氣、腹中雷鳴下利者、生薑瀉心湯主之。方二十。

〔生薑瀉心湯方〕

生薑（四兩切）　甘草（三兩炙）　人參（三兩）　乾薑（一兩）　黄芩（三兩）　半夏（半升洗）　黄連（一兩）　大棗（十二枚擘）

右八味、以水一斗、煮取六升、去滓、再煎取三升。温服一升、日三服。附子瀉心湯、本云加附子、半夏瀉心湯、甘草瀉心湯、同體別名耳。生薑瀉心湯、本云理中人參黄芩湯、去桂枝、朮、加黄連、并瀉肝法。

31 一五八 傷寒中風、醫反下之、其人下利、日數十行、穀不化、腹中雷鳴、心下痞鞕而滿、乾嘔心煩不得安。醫見心下痞、謂病不盡、復下之、其痞益甚。此非結熱、但以胃中虛、客氣上逆、故使鞕也。甘草瀉心湯主之。方二十一。

〔甘草瀉心湯方〕

甘草（四兩炙）　黄芩（三兩）　乾薑（三兩）　半夏（半升洗）　大棗（十二枚擘）　黄連（一兩）

右六味、以水一斗、煮取六升、去滓、再煎取三升。温服一升、日三服。臣億等謹按、上生薑瀉心湯法、本云理中人參黃芩湯、今詳瀉心以療痞、痞氣因發陰而生、是半夏生薑甘草瀉心三方、皆本於理中也。其方必各有人參、今甘草瀉心中無者、脫落之也。又按千金并外臺秘要治傷寒𧏾食、用此方、皆有人參、知脫落無疑。

32 一五九 傷寒服湯藥、下利不止、心下痞鞕、服瀉心湯已、復以他藥下之、利不止。醫以理中與之、利益甚。理中者、理中焦、此利在下焦、赤石脂禹餘粮湯主之。復不止者、當利其小便。赤石脂禹餘粮湯。方二十二。

〔赤石脂禹餘粮湯方〕

赤石脂一斤 碎　太一禹餘粮一斤 碎

右二味、以水六升、煮取二升、去滓、分温三服。

33 一六〇 傷寒吐下後、發汗、虛煩、脈甚微、八九日心下痞鞕、脇下痛、氣上衝咽喉、眩冒、經脈動惕者、久而成痿。

34 一六一 傷寒發汗、若吐、若下、解後、心下痞鞕、噫氣不除者、旋復代赭湯主之。方二十三。

〔旋復代赭湯方〕

旋復花三兩　人參二兩　生薑五兩　代赭一兩　甘草三兩 炙　半夏半升 洗　大棗十二枚 擘

右七味、以水一斗、煮取六升、去滓、再煎取三升。温服一升、日三服。

35 一六二 下後、不可更行桂枝湯。若汗出而喘、無大熱者、可與麻黄杏子甘草石膏湯。方二十四。

〔麻黄杏子甘草石膏湯方〕

麻黄四兩　杏仁五十箇去皮尖　甘草二兩炙　石膏半斤碎綿裹

右四味、以水七升、先煮麻黄、減二升、去白沫、内諸藥、煮取三升、去滓、温服一升。本云黄耳杯。

36 一六三 太陽病、外證未除而數下之、遂協熱而利、利下不止、心下痞鞕、表裏不解者、桂枝人參湯主之。方二十五。

〔桂枝人參湯方〕

桂枝四兩別切　甘草四兩炙　白朮三兩　人參三兩　乾薑三兩

右五味、以水九升、先煮四味、取五升。内桂、更煮取三升、去滓。温服一升、日再夜一服。

37 一六四 傷寒大下後、復發汗、心下痞、惡寒者、表未解也。不可攻痞、當先解表、表解乃可攻

痞。解表宜桂枝湯、攻痞宜大黄黄連瀉心湯。二十六。瀉心湯用前第十七方

38 一六五 傷寒發熱、汗出不解、心中痞鞕、嘔吐而下利者、大柴胡湯主之。二十七。用前第四方

39 一六六 病如桂枝證、頭不痛、項不强、寸脉微浮、胸中痞鞕、氣上衝咽喉不得息者、此為胸有寒也。當吐之、宜瓜蔕散。方二十八。

〔瓜蔕散方〕

瓜蔕一分熬黄　赤小豆一分

右二味、各別擣篩、為散已、合治之。取一錢匕、以香豉一合、用熱湯七合煮作稀糜、去滓、取汁和散、温頓服之。不吐者、少少加。得快吐乃止。諸亡血虚家、不可與瓜蔕散。

40 一六七 病脇下素有痞、連在臍傍、痛引少腹、入陰筋者、此名藏結、死。二十九。

41 一六八 傷寒若吐若下後、七八日不解、熱結在裏、表裏俱熱、時時惡風、大渴、舌上乾燥而煩、欲飲水數升者、白虎加人參湯主之。方三十。

〔白虎加人參湯方〕

知母六兩　石膏一斤碎　甘草二兩炙　人參二兩　粳米六合

右五味、以水一斗、煮米熟、湯成、去滓、温服一升、日三服。此方、立夏後立秋前、乃可服。立秋後、不可服。正月二月三月尚凜冷、亦不可與服之。與之則嘔利而腹痛、諸亡血虚家、亦不可與、得之則腹痛利者、但可温之、當愈。

42 一六九 傷寒無大熱、口燥渴、心煩、背微惡寒者、白虎加人參湯主之。三十一。（用前方）

43 一七〇 傷寒脉浮、發熱、無汗、其表不解、不可與白虎湯。渴欲飲水、無表證者、白虎加人參湯主之。三十二。（用前方）

44 一七一 太陽少陽併病、心下鞕、頸項强而眩者、當刺大椎、肺兪、肝兪、愼勿下之。三十三。

45 一七二 太陽與少陽合病、自下利者、與黄芩湯。若嘔者、黄芩加半夏生薑湯主之。三十四。

〔黄芩湯方〕

黄芩（三兩）　芍藥（二兩）　甘草（二兩炙）　大棗（十二枚擘）

右四味、以水一斗、煮取三升、去滓、温服一升、日再、夜一服。

〔黄芩加半夏生薑湯方〕

黄芩（三兩）　芍藥（二兩）　甘草（二兩炙）　大棗（十二枚擘）　半夏（半升洗）　生薑（一兩半一方三兩切）

右六味、以水一斗、煮取三升、去滓、温服一升、日再、夜一服。

46 一七三 傷寒、胸中有熱、胃中有邪氣、腹中痛、欲嘔吐者、黄連湯主之。方三十五。

〔黄連湯方〕

黄連三兩　甘草三兩炙　乾薑三兩　桂枝三兩去皮　人參二兩　半夏半升洗　大棗十二枚擘

右七味、以水一斗、煮取六升、去滓、温服。晝三夜二。疑非仲景方。

47 一七四 傷寒八九日、風濕相搏、身體疼煩、不能自轉側、不嘔、不渴、脉浮虛而濇者、桂枝附子湯主之。若其人大便鞕、一云臍下心下鞕 小便自利者、去桂加白朮湯主之。三十六。

〔桂枝附子湯方〕

桂枝四兩去皮　附子三枚炮去皮破　生薑三兩切　大棗十二枚擘　甘草二兩炙

右五味、以水六升、煮取二升、去滓、分温三服。

〔去桂加白朮湯方〕

附子三枚炮去皮破　白朮四兩　生薑三兩切　甘草二兩炙　大棗十二枚擘

右五味、以水六升、煮取二升、去滓、分温三服。初一服、其人身如痺、半日許復服之。三服都盡、其人如冒狀、勿怪。此以附子、朮、併走皮内、逐水氣未得除、故使之耳。法當加桂四兩。此本一方二法。以大便鞕、小便自利、去桂也。以大便不鞕、小便不利、當加桂。附子三枚恐多也、虛弱家及産婦、宜減服之。

48 一七五 風濕相搏、骨節疼煩、掣痛不得屈伸、近之則痛劇、汗出短氣、小便不利、惡風不欲去衣、或身微腫者、甘草附子湯主之。方三十七。

〔甘草附子湯方〕

甘草（二兩 炙）　附子（二枚 炮 去皮 破）　白朮（二兩）　桂枝（四兩 去皮）

右四味、以水六升、煮取三升、去滓、温服一升、日三服。初服得微汗則解。能食、汗止復煩者、將服五合。恐一升多者、宜服六七合為始。

49 一七六 傷寒脉浮滑、此以表有熱、裏有寒、白虎湯主之。方三十八。

〔白虎湯方〕

知母（六兩）　石膏（一斤 碎）　甘草（二兩 炙）　粳米（六合）

右四味、以水一斗、煮米熟、湯成去滓、温服一升、日三服。臣億等謹按前篇云熱結在裏、表裏俱熱者、白虎湯主之。又云其表不解、不可與白虎湯。此云脉浮滑、表有熱、裏有寒者、必表裏字差矣。又陽明一證云脉浮遲、表熱裏寒、四逆湯主之。又少陰一證云、裏寒外熱、通脉四逆湯主之、以此表裏自差明矣、千金翼方云白通湯非也。

50 一七七

傷寒脉結代、心動悸、炙甘草湯主之。方三十九。

〔炙甘草湯方〕

甘草四兩炙　生薑三兩切　人參二兩　生地黄一斤　桂枝三兩去皮　阿膠二兩　麥門冬半升去心　麻仁半升

大棗三十枚擘

右九味、以清酒七升、水八升、先煮八味、取三升、去滓、内膠烊消盡、温服一升、日三服。一名復脉湯。

51 一七八

脉按之来緩、時一止復来者、名曰結。又脉来動而中止、更来小數、中有還者反動、名曰結、陰也。脉来動而中止、不能自還、因而復動者、名曰代、陰也。得此脉者必難治。

傷寒論　巻第五

仲景全書第五

漢　張仲景述
晉　王叔和撰次
宋　林　億校正
明　趙開美校刻
沈　琳同校

辨陽明病脉證并治　第八

合四十四法方一十首一方附并見陽明少陽合病法

陽明病、不吐、不下、心煩者、可與調胃承氣湯。第一。三味前有陽明病二十七證

陽明病、脉遲、汗出不惡寒、身重、短氣、腹滿潮熱、大便鞕、大承氣湯主之。若腹大滿不通者、與小承氣湯。第二。大承氣四味小承氣三味

陽明病、潮熱、大便微鞕者、可與大承氣湯。若不大便六七日、恐有燥屎、與小承氣湯。若不轉失氣、不可攻之。後發熱復鞕者、小承氣湯和之。第三。用前第二方下有二病證

傷寒若吐下不解、至十餘日、潮熱、不惡寒、如見鬼狀、微喘直視、大承氣湯主之。第四。用前第二方

陽明病、多汗、胃中燥、大便鞕、讝語、小承氣湯主之。第五。用前第二方

陽明病、讝語、潮熱、脉滑疾者、小承氣湯主之。第六。用前第二方

陽明病、讝語、潮熱、不能食、胃中有燥屎、宜大承氣湯下之。第七。用前第二方下有陽明病一證

汗出讝語、有燥屎在胃中。過經乃可下之、宜大承氣湯。第八。用前第二方下有傷寒病一證

三陽合病、腹滿、身重、讝語、遺尿、白虎湯主之。第九。四味

二陽併病、太陽證罷、潮熱、汗出、大便難、讝語者、宜大承氣湯。第十。用前第二方

陽明病、脉浮緊、咽燥、口苦、腹滿而喘、發熱汗出、惡熱身重。若下之、則胃中空虛、客氣動膈、心中懊憹、舌上胎者、梔子豉湯主之。第十一。二味

若渴欲飲水、舌燥者、白虎加人參湯主之。第十二。五味

若脉浮、發熱、渴欲飲水、小便不利者、猪苓湯主之。第十三。五味下有不可與猪苓湯一證

脉浮遲、表熱裏寒、下利清穀者、四逆湯主之。第十四。三味下有二病證

陽明病、下之、外有熱、手足温、不結胸、心中懊憹、不能食、但頭汗出、梔子豉湯主之。第十五。用前第十一方

陽明病、發潮熱、大便溏、胸滿不去者、與小柴胡湯。第十六。七味

陽明病、脇下滿、不大便而嘔、舌上胎者、與小柴胡湯。第十七。用上方

陽明中風、脉弦浮大、短氣、腹滿、脇下及心痛、鼻乾、不得汗、嗜臥、身黄、小便難、潮熱而噦、與小柴胡湯。第十八。用上方

脉但浮、無餘證者、與麻黄湯。第十九。四味

陽明病、自汗出、若發汗、小便利、津液内竭、雖鞕、不可攻之。須自大便、蜜煎導而通之。若土瓜根、猪膽汁。第二十。一味猪膽方附二味

陽明病、脉遲、汗出多、微惡寒、表未解、宜桂枝湯。第二十一。五味

陽明病、脉浮、無汗而喘、發汗則愈、宜麻黄湯。第二十二。用前第十九方

陽明病、但頭汗出、小便不利、身必發黄、茵蔯蒿湯主之。第二十三。三味

陽明證、喜忘、必有畜血、大便黑、宜抵當湯下之。第二十四。四味

陽明病、下之、心中懊憹而煩、胃中有燥屎者、宜大承氣湯。第二十五。用前第二方下有一病證

病人煩熱、汗出解、如瘧狀、日晡發熱。脉實者、宜大承氣湯。脉浮虚者、宜桂枝湯。第二十六。大承氣湯用前第二方桂枝湯用前第二十一方

大下後、六七日不大便、煩不解、腹滿痛、本有宿食、宜大承氣湯。第二十七。用前第二方

病人小便不利、大便乍難乍易、時有微熱、宜大承氣湯。第二十八。用前第二方

食穀欲嘔、屬陽明也、呉茱萸湯主之。第二十九。四味

太陽病、發熱、汗出、悪寒、不嘔、心下痞、此以醫下之也。如不下、不悪寒而渴、屬陽明、但以法救之、宜五苓散。第三十。五味下有二病證

趺陽脉浮而濇、小便數、大便鞕、其脾為約、麻子仁丸主之。第三十一。六味

太陽病三日、發汗不解、蒸蒸熱者、調胃承氣湯主之。第三十二。用前第一方

傷寒吐後、腹脹滿者、與調胃承氣湯。第三十三。用前第一方

太陽病、若吐下發汗後、微煩、大便鞕、與小承氣湯和之。第三十四。用前第二方

得病二三日、脉弱、無太陽柴胡證、煩躁、心下鞕、小便利、屎定鞕、宜大承氣湯。第三十五。用前第二方

傷寒六七日、目中不了了、睛不和、無表裏證、大便難、宜大承氣湯。第三十六。用前第二方

陽明病、發熱、汗多者、急下之、宜大承氣湯。第三十七。（用前第二方）

發汗不解、腹滿痛者、急下之、宜大承氣湯。第三十八。（用前第二方）

腹滿不減、減不足言、當下之、宜大承氣湯。第三十九。（用前第二方）

陽明少陽合病、必下利、脉滑而數、有宿食也、當下之、宜大承氣湯。第四十。（用前第二方）

病人無表裏證、發熱七八日、脉數、可下之。假令已下、不大便者、有瘀血、宜抵當湯。第四十一。（用前第二十四方下有二病證）

傷寒七八日、身黄如橘色、小便不利、茵蔯蒿湯主之。第四十二。（用前第二十三方）

傷寒身黄發熱、梔子檗皮湯主之。第四十三。（三味）

傷寒瘀熱在裏、身必黄、麻黄連軺赤小豆湯主之。第四十四。（八味）

｜一七九

問曰、病有太陽陽明、有正陽陽明、有少陽陽明、何謂也。答曰、太陽陽明者、脾約（一云絡）是也。正陽陽明者、胃家實是也。少陽陽明者、發汗、利小便已、胃中燥、煩、實、大便難是也。

2 一八〇 陽明之為病、胃家實(一作寒)是也。

3 一八一 問曰、何緣得陽明病。答曰、太陽病、若發汗、若下、若利小便、此亡津液、胃中乾燥、因轉屬陽明。不更衣、内實大便難者、此名陽明也。

4 一八二 問曰、陽明病外證云何。答曰、身熱、汗自出、不惡寒反惡熱也。

5 一八三 問曰、病有得之一日、不發熱而惡寒者、何也。答曰、雖得之一日、惡寒將自罷、即自汗出而惡熱也。

6 一八四 問曰、惡寒何故自罷。答曰、陽明居中、主土也。萬物所歸、無所復傳。始雖惡寒、二日自止、此為陽明病也。

7 一八五 本太陽、初得病時、發其汗、汗先出不徹、因轉屬陽明也。傷寒發熱、無汗、嘔不能食、而反汗出濈濈然者、是轉屬陽明也。

8 一八六 傷寒三日、陽明脉大。

9 一八七 傷寒脉浮而緩、手足自温者、是為繫在太陰。太陰者、身當發黃。若小便自利者、不能發黃。至七八日、大便鞕者、為陽明病也。

10 一八八 傷寒轉繫陽明者、其人濈然微汗出也。

11 一八九 陽明中風、口苦、咽乾、腹滿、微喘、發熱、惡寒、脉浮而緊。若下之、則腹滿小便難也。

12 一九〇 陽明病、若能食、名中風。不能食、名中寒。

13 一九一 陽明病、若中寒者、不能食、小便不利、手足濈然汗出、此欲作固瘕、必大便初鞕後溏。所以然者、以胃中冷、水穀不別故也。

14 一九二 陽明病、初欲食、小便反不利、大便自調、其人骨節疼、翕翕如有熱狀、奄然發狂、濈然汗出而解者、此水不勝穀氣、與汗共并、脉緊則愈。

15 一九三 陽明病、欲解時、從申至戌上。

16 一九四 陽明病、不能食、攻其熱必噦。所以然者、胃中虚冷故也。以其人本虚、攻其熱必噦。

17 一九五 陽明病、脉遲、食難用飽。飽則微煩頭眩、必小便難、此欲作穀癉、雖下之、腹滿如故。所以然者、脉遲故也。

18 一九六 陽明病、法多汗、反無汗、其身如蟲行皮中狀者、此以久虛故也。

19 一九七 陽明病、反無汗而小便利、二三日嘔而欬、手足厥者、必苦頭痛。若不欬、不嘔、手足不厥者、頭不痛。（一云冬陽明）

20 一九八 陽明病、但頭眩、不惡寒。故能食而欬、其人咽必痛。若不欬者、咽不痛。（一云冬陽明）

21 一九九 陽明病、無汗、小便不利、心中懊憹者、身必發黃。

22 二〇〇 陽明病、被火、額上微汗出、而小便不利者、必發黃。

23 二〇一 陽明病、脉浮而緊者、必潮熱發作有時。但浮者、必盜汗出。

24 二〇二 陽明病、口燥但欲漱水、不欲嚥者、此必衄。

25 二〇三 陽明病、本自汗出。醫更重發汗、病已差、尚微煩不了了者、此必大便鞕故也。以亡津液、胃中乾燥、故令大便鞕。當問其小便日幾行、若本小便日三四行、今日再行、故知大便不久出。今為小便數少、以津液當還入胃中、故知不久必大便也。

26 二〇四 傷寒嘔多、雖有陽明證、不可攻之。

27 二〇五 陽明病、心下鞕滿者、不可攻之。攻之、利遂不止者死。利止者愈。

28 二〇六 陽明病、面合色赤、不可攻之。必發熱、色黄者、小便不利也。

29 二〇七 陽明病、不吐、不下、心煩者、可與調胃承氣湯。方一。

〔調胃承氣湯方〕

甘草二兩炙　芒消半升　大黄四兩清酒洗

右三味、切、以水三升、煮二物至一升、去滓、内芒消。更上微火一二沸、温頓服之、以調胃氣。

30 二〇八 陽明病、脉遲、雖汗出不惡寒者、其身必重、短氣、腹滿而喘、有潮熱者、此外欲解、可攻裏也。手足濈然汗出者、此大便已鞕也、大承氣湯主之。若汗多、微發熱惡寒者、外未解也。一法與桂枝湯其熱不潮、未可與承氣湯。若腹大滿不通者、可與小承氣湯、微和胃氣、勿令至大泄下。大承氣湯。方二。

〔大承氣湯方〕

大黄四兩酒洗　厚朴半斤炙去皮　枳實五枚炙　芒消三合

右四味、以水一斗、先煮二物、取五升、去滓。内大黄、更煮取二升、去滓。内芒消、更上微火一兩沸、分温再服。得下、餘勿服。

〔小承氣湯方〕

大黃（四兩酒洗） 厚朴（二兩炙去皮） 枳實（三枚大者炙）

右三味、以水四升、煮取一升二合、去滓、分温二服。初服湯當更衣、不爾者盡飲之。若更衣者、勿服之。

31 二〇九 陽明病、潮熱、大便微鞕者、可與大承氣湯。不鞕者、不可與之。若不大便六七日、恐有燥屎、欲知之法、少與小承氣湯、湯入腹中、轉失氣者、此有燥屎也、乃可攻之。若不轉失氣者、此但初頭鞕、後必溏、不可攻之、攻之必脹滿不能食也。欲飲水者、與水則噦。其後發熱者、必大便復鞕而少也、以小承氣湯和之。不轉失氣者、慎不可攻也。

小承氣湯。三。（用前第二方）

32 二一〇 夫實則譫語、虛則鄭聲。鄭聲者、重語也。直視、譫語、喘滿者死、下利者亦死。

33 二一一 發汗多、若重發汗者、亡其陽、譫語、脉短者死。脉自和者不死。

34 二一二 傷寒若吐、若下後不解、不大便五六日、上至十餘日、日晡所發潮熱、不惡寒、獨語如見鬼狀。若劇者、發則不識人、循衣摸牀、惕而不安、（一云順衣妄撮怵惕不安）微喘直視、脉弦者生、濇者死。微者、但發熱讝語者、大承氣湯主之。若一服利、則止後服。四。（用前第二方。）

35 二一三 陽明病、其人多汗、以津液外出、胃中燥、大便必鞕、鞕則讝語、小承氣湯主之。若一服讝語止者、更莫復服。五。（用前第二方）

36 二一四 陽明病、讝語、發潮熱、脉滑而疾者、小承氣湯主之。因與承氣湯一升、腹中轉氣者、更服一升。若不轉氣者、勿更與之。明日又不大便、脉反微濇者、裏虛也、為難治、不可更與承氣湯也。六。（用前第二方）

37 二一五 陽明病、讝語、有潮熱、反不能食者、胃中必有燥屎五六枚也。若能食者、但鞕耳。宜大承氣湯下之。七。（用前第二方）

38 二一六 陽明病、下血、讝語者、此為熱入血室。但頭汗出者、刺期門、隨其實而寫之、濈然汗出則愈。

39 二一七 汗（汗一作臥）出讝語者、以有燥屎在胃中、此為風也。須下者、過經乃可下之。下之若早、語言必亂、以表虛裏實故也。下之愈、宜大承氣湯。八。（用前第二方一云大柴胡湯）

40 二一八 傷寒四五日、脉沈而喘滿。沈為在裏、而反發其汗、津液越出、大便為難。表虛裏實、久則讝語。

41 二一九 三陽合病、腹滿、身重、難以轉側、口不仁、面垢、(又作枯一云向經)讝語、遺尿。發汗、則讝語、下之則額上生汗、手足逆冷。若自汗出者、白虎湯主之。方九。

〔白虎湯方〕

知母(六兩) 石膏(一斤碎) 甘草(二兩炙) 粳米(六合)

右四味、以水一斗、煮米熟、湯成、去滓、温服一升、日三服。

42 二二〇 二陽併病、太陽證罷、但發潮熱、手足漐漐汗出、大便難而讝語者、下之則愈、宜大承氣湯。十。(用前第二方)

43 二二一 陽明病、脉浮而緊、咽燥、口苦、腹滿而喘、發熱汗出、不惡寒反惡熱、身重。若發汗則躁、心憒憒(公對切)反讝語。若加温鍼、必怵惕煩躁不得眠。若下之、則胃中空虛、客氣動膈、心中懊憹。舌上胎者、梔子豉湯主之。方十一。

〔梔子豉湯方〕

肥梔子 十四枚擘　香豉 四合綿裹

右二味、以水四升、煮梔子、取二升半、去滓、内豉、更煮取一升半、去滓、分二服、温進一服。得快吐者、止後服。

44 二二二 若渇欲飲水、口乾舌燥者、白虎加人参湯主之。方十二。

〔白虎加人参湯方〕

知母 六両　石膏 一斤碎　甘草 二両炙　粳米 六合　人参 三両

右五味、以水一斗、煮米熟、湯成、去滓、温服一升、日三服。

45 二二三 若脉浮、發熱、渇欲飲水、小便不利者、猪苓湯主之。方十三。

〔猪苓湯方〕

猪苓 去皮　茯苓　澤瀉　阿膠　滑石 碎各一両

右五味、以水四升、先煮四味、取二升、去滓。内阿膠烊消。温服七合、日三服。

46 二二四 陽明病、汗出多而渇者、不可與猪苓湯。以汗多胃中燥、猪苓湯復利其小便故也。

47 二二五 脉浮而遅、表熱裏寒、下利清穀者、四逆湯主之。方十四。

〔四逆湯方〕

甘草（二兩炙）　乾薑（一兩半）　附子（一枚生用去皮破八片）

右三味、以水三升、煮取一升二合、去滓、分温二服、强人可大附子一枚、乾薑三兩。

48 二二六 若胃中虛冷、不能食者、飲水則噦。

49 二二七 脉浮、發熱、口乾、鼻燥、能食者則衄。

50 二二八 陽明病、下之、其外有熱、手足温、不結胸、心中懊憹、飢不能食、但頭汗出者、梔子豉湯主之。十五。（用前第十一方）

51 二二九 陽明病、發潮熱、大便溏、小便自可、胸脇滿不去者、與小柴胡湯。方十六。

〔小柴胡湯方〕

柴胡（半斤）　黃芩（三兩）　人參（三兩）　半夏（半升洗）　甘草（三兩炙）　生薑（三兩切）　大棗（十二枚擘）

右七味、以水一斗二升、煮取六升、去滓、再煎取三升、温服一升、日三服。

52 二三〇 陽明病、脇下鞕滿、不大便而嘔、舌上白胎者、可與小柴胡湯。上焦得通、津液得下、胃氣因和、身濈然汗出而解。十七。（用上方）

53 二三一 陽明中風、脉弦浮大、而短氣、腹都滿、脇下及心痛、久按之氣不通、鼻乾、不得汗、嗜臥、一身及目悉黃、小便難、有潮熱、時時噦、耳前後腫、刺之小差、外不解。病過十日、脉續浮者、與小柴胡湯。十八。用上方

54 二三二 脉但浮、無餘證者、與麻黃湯。若不尿、腹滿加噦者、不治。麻黃湯。方十九。

〔麻黃湯方〕

麻黃三兩去節　桂枝二兩去皮　甘草一兩炙　杏仁七十箇去皮尖

右四味、以水九升、煮麻黃、減二升、去白沫、内諸藥、煮取二升半、去滓、温服八合。覆取微似汗。

55 二三三 陽明病、自汗出。若發汗、小便自利者、此為津液内竭、雖鞕不可攻之。當須自欲大便、宜蜜煎導而通之。若土瓜根及大猪膽汁、皆可為導。二十。

〔蜜煎方〕

食蜜七合

右一味、於銅器内微火煎、當須凝如飴狀、攪之勿令焦著、欲可丸、併手捻作挺、令

頭鋭、大如指、長二寸許。當熱時急作、冷則鞕。以内穀道中、以手急抱、欲大便時乃去之。疑非仲景意、已試甚良。

又大猪膽一枚、瀉汁、和少許法醋、以灌穀道内、如一食頃、當大便出宿食惡物、甚效。

56 二三四 陽明病、脉遲、汗出多、微惡寒者、表未解也、可發汗、宜桂枝湯。二十一。

〔桂枝湯方〕

桂枝三兩去皮　芍藥三兩　生薑三兩　甘草二兩炙　大棗十二枚擘

右五味、以水七升、煮取三升、去滓、温服一升。須臾啜熱稀粥一升、以助藥力、取汗。

57 二三五 陽明病、脉浮、無汗而喘者、發汗則愈、宜麻黄湯。二十二。用前第十九方

58 二三六 陽明病、發熱、汗出者、此為熱越、不能發黄也。但頭汗出、身無汗、劑頸而還、小便不利、渇引水漿者、此為瘀熱在裏、身必發黄、茵蔯蒿湯主之。方二十三。

〔茵蔯蒿湯方〕

茵蔯蒿六兩　梔子十四枚擘　大黃二兩去皮

右三味、以水一斗二升、先煮茵蔯、減六升。内二味、煮取三升、去滓、分三服。小便當利、尿如皁莢汁狀、色正赤、一宿腹減、黃從小便去也。

59 二三七 陽明證、其人喜忘者、必有畜血。所以然者、本有久瘀血、故令喜忘。屎雖鞕、大便反易、其色必黑者、宜抵當湯下之。方二十四。

〔抵當湯方〕

水蛭熬　虻蟲各三十箇去翅足熬　大黃三兩酒洗　桃仁二十箇去皮尖及兩人者

右四味、以水五升、煮取三升、去滓、温服一升、不下更服。

60 二三八 陽明病、下之、心中懊憹而煩、胃中有燥屎者、可攻。腹微滿、初頭鞕、後必溏、不可攻之。若有燥屎者、宜大承氣湯。二十五。用前第二方

61 二三九 病人不大便五六日、繞臍痛、煩躁、發作有時者、此有燥屎、故使不大便也。

62 二四〇 病人煩熱、汗出則解。又如瘧狀、日晡所發熱者、屬陽明也。脉實者、宜下之。脉浮虚者、宜發汗。下之與大承氣湯、發汗宜桂枝湯。二十六。大承氣湯用前第二方桂枝湯用前第二十一方

63 二四一 大下後、六七日不大便、煩不解、腹滿痛者、此有燥屎也。所以然者、本有宿食故也、
宜大承氣湯。二十七。(用前第二方)

64 二四二 病人小便不利、大便乍難乍易、時有微熱、喘冒(一作怫鬱)不能臥者、有燥屎也、宜大承氣湯。
二十八。(用前第二方)

65 二四三 食穀欲嘔、屬陽明也、呉茱萸湯主之。得湯反劇者、屬上焦也。呉茱萸湯。方二十九。

〔呉茱萸湯方〕

呉茱萸(一升洗)　人參(三兩)　生薑(六兩切)　大棗(十二枚擘)

右四味、以水七升、煮取二升、去滓、温服七合。日三服。

66 二四四 太陽病、寸緩、關浮、尺弱、其人發熱汗出、復惡寒、不嘔、但心下痞者、此以醫下之
也。如其不下者、病人不惡寒而渴者、此轉屬陽明也。小便數者、大便必鞕、不更衣十
日、無所苦也。渴欲飲水、少少與之、但以法救之。渴者、宜五苓散。方三十。

〔五苓散方〕

猪苓(去皮)　白朮　茯苓(各十八銖)　澤瀉(一兩六銖)　桂枝(半兩去皮)

右五味、為散、白飲和、服方寸匕、日三服。

67 二四五 脉陽微而汗出少者、為自和（一作如）也。汗出多者、為太過。陽脉實、因發其汗出多者、亦為太過。太過者、為陽絶於裏、亡津液、大便因鞕也。

68 二四六 脉浮而芤、浮為陽、芤為陰。浮芤相搏、胃氣生熱、其陽則絶。

69 二四七 趺陽脉浮而濇、浮則胃氣强、濇則小便數。浮濇相搏、大便則鞕、其脾為約、麻子仁丸主之。方三十一。

〔麻子仁丸方〕

麻子仁（二升） 芍藥（半斤） 枳實（半斤炙） 大黄（一斤去皮） 厚朴（一尺炙去皮） 杏仁（一升去皮尖熬別作脂）

右六味、蜜和丸如梧桐子大。飲服十丸、日三服、漸加、以知為度。

70 二四八 太陽病三日、發汗不解、蒸蒸發熱者、屬胃也、調胃承氣湯主之。三十二。（用前第一方）

71 二四九 傷寒吐後、腹脹滿者、與調胃承氣湯。三十三。（用前第一方）

72 二五〇 太陽病、若吐、若下、若發汗後、微煩、小便數、大便因鞕者、與小承氣湯、和之愈。三十四。（用前第二方）

73 二五一 得病二三日、脉弱、無太陽柴胡證、煩躁、心下鞕。至四五日、雖能食、以小承氣湯、少少與、微和之、令小安。至六日、與承氣湯一升。若不大便六七日、小便少者、雖不受食、（一云不大便）但初頭鞕、後必溏、未定成鞕、攻之必溏。須小便利、屎定鞕、乃可攻之、宜大承氣湯。三十五。（用前第二方）

74 二五二 傷寒六七日、目中不了了、睛不和、無表裏證、大便難、身微熱者、此為實也。急下之、宜大承氣湯。三十六。（用前第二方）

75 二五三 陽明病、發熱、汗多者、急下之、宜大承氣湯。三十七。（用前第二方一云大柴胡湯）

76 二五四 發汗不解、腹滿痛者、急下之、宜大承氣湯。三十八。（用前第二方）

77 二五五 腹滿不減、減不足言、當下之、宜大承氣湯。三十九。（用前第二方）

78 二五六 陽明少陽合病、必下利。其脉不負者、為順也。負者、失也。互相剋賊、名為負也。脉滑而數者、有宿食也、當下之、宜大承氣湯。四十。（用前第二方）

79 二五七 病人無表裏證、發熱七八日、雖脉浮數者、可下之。假令已下、脉數不解、合熱則消穀喜飢、至六七日、不大便者、有瘀血、宜抵當湯。四十一。（用前第二十四方）

80 二五八 若脉數不解、而下不止、必協熱便膿血也。

81 二五九 傷寒發汗已、身目為黄、所以然者、以寒濕（一作温）在裏不解故也。以為不可下也、於寒濕中求之。

82 二六〇 傷寒七八日、身黄如橘子色、小便不利、腹微滿者、茵蔯蒿湯主之。四十二。（用前第二十三方）

83 二六一 傷寒身黄發熱、梔子檗皮湯主之。方四十三。

〔梔子檗皮湯方〕

肥梔子（十五箇擘）　甘草（一兩炙）　黄檗（二兩）

右三味、以水四升、煮取一升半、去滓、分温再服。

84 二六二 傷寒瘀熱在裏、身必黄、麻黄連軺赤小豆湯主之。方四十四。

〔麻黄連軺赤小豆湯方〕

麻黄（二兩去節）　連軺（二兩連翹根是）　杏仁（四十箇去皮尖）　赤小豆（一升）　大棗（十二枚擘）　生梓白皮（切一升）　生薑（二兩切）

甘草（二兩炙）

右八味、以潦水一斗、先煮麻黄再沸、去上沫、内諸藥、煮取三升、去滓。分温三服、半日服盡。

辨少陽病脉證并治　第九　方一首并見三陽合病法

太陽病不解、轉入少陽、脇下鞕滿、乾嘔不能食、往来寒熱、尚未吐下、脉沈緊者、與小柴胡湯。第一。七味

1 二六三 少陽之為病、口苦、咽乾、目眩也。

2 二六四 少陽中風、兩耳無所聞、目赤、胸中滿而煩者、不可吐下、吐下則悸而驚。

3 二六五 傷寒、脉弦細、頭痛發熱者、屬少陽。少陽不可發汗、發汗則讝語。此屬胃、胃和則愈。胃不和、煩而悸。一云躁

4 二六六 本太陽病不解、轉入少陽者、脇下鞕滿、乾嘔不能食、往来寒熱、尚未吐下、脉沈緊者、與小柴胡湯。方一。

〔小柴胡湯方〕

柴胡八兩　人參三兩　黄芩三兩　甘草三兩炙　半夏半升洗　生薑三兩切　大棗十二枚擘

右七味、以水一斗二升、煮取六升、去滓、再煎取三升、温服一升、日三服。

5 二六七 若已吐、下、發汗、温鍼、譫語、柴胡湯證罷、此為壞病、知犯何逆、以法治之。

6 二六八 三陽合病、脉浮大、上關上、但欲眠睡、目合則汗。

7 二六九 傷寒六七日、無大熱、其人躁煩者、此為陽去入陰故也。

8 二七〇 傷寒三日、三陽為盡、三陰當受邪。其人反能食而不嘔、此為三陰不受邪也。

9 二七一 傷寒三日、少陽脉小者、欲已也。

10 二七二 少陽病欲解時、從寅至辰上。

傷寒論　巻第六

仲景全書第六

漢　張仲景述
晉　王叔和撰次
宋　林　億校正
明　趙開美校刻
沈　琳同校

辨太陰病脈證并治　第十 合三法 方三首

太陰病、脉浮、可發汗、宜桂枝湯。第一。五味前有太陰病三證
自利、不渇者、屬太陰、以其藏寒故也、宜服四逆輩。第二。下有利自止一證
本太陽病、反下之、因腹滿痛、屬太陰、桂枝加芍藥湯主之。大實痛者、桂枝加大黄湯主之。第

三。桂枝加芍藥湯五味加大黄湯六味減大黄芍藥法附

1 二七三 太陰之為病、腹滿而吐、食不下、自利益甚、時腹自痛。若下之、必胸下結鞕。

2 二七四 太陰中風、四肢煩疼、陽微陰濇而長者、為欲愈。

3 二七五 太陰病欲解時、從亥至丑上。

4 二七六 太陰病、脉浮者、可發汗、宜桂枝湯。方一。

〔桂枝湯方〕

桂枝三兩去皮　芍藥三兩　甘草二兩炙　生薑三兩切　大棗十二枚擘

右五味、以水七升、煮取三升、去滓、温服一升、須臾啜熱稀粥一升、以助藥力、温覆取汗。

5 二七七 自利、不渇者、屬太陰、以其藏有寒故也、當温之。宜服四逆輩。二。

6 二七八 傷寒脉浮而緩、手足自温者、繫在太陰。太陰當發身黄。若小便自利者、不能發黄。至

7 二七九

七八日、雖暴煩下利、日十餘行、必自止。以脾家實、腐穢當去故也。

本太陽病、醫反下之、因爾腹滿時痛者、屬太陰也、桂枝加芍藥湯主之。大實痛者、桂枝加大黃湯主之。三。

〔桂枝加芍藥湯方〕

桂枝三兩去皮　芍藥六兩　甘草二兩炙　大棗十二枚擘　生薑三兩切

右五味、以水七升、煮取三升、去滓、温分三服。本云桂枝湯、今加芍藥。

〔桂枝加大黃湯方〕

桂枝三兩去皮　大黃二兩　芍藥六兩　生薑三兩切　甘草二兩炙　大棗十二枚擘

右六味、以水七升、煮取三升、去滓、温服一升、日三服。

8 二八〇 太陰為病、脉弱、其人續自便利、設當行大黃、芍藥者、宜減之、以其人胃氣弱、易動故也。下利者先煎芍藥三沸

辨少陰病脉證并治　第十一 合二十三法 方一十九首

少陰病始得之、發熱脉沈者、麻黄細辛附子湯主之。第一。三味前有少陰病二十證

少陰病、二三日、麻黄附子甘草湯微發汗。第二。三味

少陰病、二三日以上、心煩、不得臥、黄連阿膠湯主之。第三。五味

少陰病、一二日、口中和、其背惡寒、附子湯主之。第四。五味

少陰病、身體痛、手足寒、骨節痛、脉沈者、附子湯主之。第五。用前第四方

少陰病、下利便膿血者、桃花湯主之。第六。三味

少陰病、二三日至四五日、腹痛、小便不利、便膿血者、桃花湯主之。第七。用前第六方下有少陰病一證

少陰病、吐利、手足逆冷、煩躁欲死者、呉茱萸湯主之。第八。四味

少陰病、下利、咽痛、胸滿心煩者、猪膚湯主之。第九。三味

少陰病、二三日、咽痛、與甘草湯。不差、與桔梗湯。第十。甘草湯一味 桔梗湯二味

少陰病、咽中生瘡、不能語言、聲不出者、苦酒湯主之。第十一。三味

少陰病、咽痛、半夏散及湯主之。第十二。三味

少陰病、下利、白通湯主之。第十三。三味

少陰病、下利、脉微、與白通湯。利不止、厥逆無脉、乾嘔者、白通加猪膽汁湯主之。第十四。白通湯用前第十三方加猪膽汁湯五味

少陰病、至四五日、腹痛、小便不利、四肢沈重疼痛、自下利、真武湯主之。第十五。五味加減法附

少陰病、下利清穀、裏寒外熱、手足厥逆、脉微欲絶、惡寒、或利止脉不出、通脉四逆湯主之。第十六。三味加減法附

少陰病、四逆、或欬、或悸、四逆散主之。第十七。四味加減法附

少陰病、下利六七日、欬而嘔渇、煩不得眠、猪苓湯主之。第十八。五味

少陰病、二三日、口燥咽乾者、宜大承氣湯。第十九。四味

少陰病、自利清水、心下鞕、口乾者、宜大承氣湯。第二十。用前第十九方

少陰病、六七日、腹滿、不大便、宜大承氣湯。第二十一。用前第十九方

少陰病、脉沈者、急温之、宜四逆湯。第二十二。三味

少陰病、食入則吐、心中温温欲吐、手足寒、脉弦遲、當温之、宜四逆湯。第二十三。用前第二十二方下有少陰病一證

1 二八一 少陰之為病、脉微細、但欲寐也。

2 二八二 少陰病、欲吐不吐、心煩但欲寐、五六日自利而渴者、屬少陰也。虚故引水自救。若小便色白者、少陰病形悉具。小便白者、以下焦虚有寒、不能制水、故令色白也。

3 二八三 病人脉陰陽倶緊、反汗出者、亡陽也。此屬少陰、法當咽痛而復吐利。

4 二八四 少陰病、欬而下利、譫語者、被火氣劫故也。小便必難、以强責少陰汗也。

5 二八五 少陰病、脉細沈數、病為在裏、不可發汗。

6 二八六 少陰病、脉微、不可發汗、亡陽故也。陽已虚、尺脉弱濇者、復不可下之。

7 二八七 少陰病、脉緊、至七八日自下利、脉暴微、手足反温、脉緊反去者、為欲解也、雖煩、下利、必自愈。

8 二八八 少陰病、下利、若利自止、惡寒而踡臥、手足温者、可治。

9 二八九 少陰病、惡寒而踡、時自煩、欲去衣被者、可治。

10 二九〇 少陰中風、脉陽微陰浮者、為欲愈。

11 二九一 少陰病欲解時、從子至寅上。

12 二九二 少陰病、吐、利、手足不逆冷、反發熱者、不死。脉不至者、（至一作足）灸少陰七壯。

13 二九三 少陰病、八九日、一身手足盡熱者、以熱在膀胱、必便血也。

14 二九四 少陰病、但厥、無汗、而强發之、必動其血。未知從何道出、或從口鼻、或從目出者、是名下厥上竭、為難治。

15 二九五 少陰病、惡寒、身踡而利、手足逆冷者、不治。

16 二九六 少陰病、吐、利、躁煩四逆者、死。

17 二九七 少陰病、下利止而頭眩、時時自冒者、死。

18 二九八 少陰病、四逆、惡寒而身踡、脉不至、不煩而躁者、死。（一作吐利而躁逆者死）

19 二九九 少陰病六七日、息高者、死。

20 三〇〇 少陰病、脉微細沈、但欲臥、汗出不煩、自欲吐、至五六日自利、復煩躁不得臥寐者、死。

21 三〇一 少陰病始得之、反發熱、脉沈者、麻黄細辛附子湯主之。方一。

〔麻黄細辛附子湯方〕

麻黄二兩去節　細辛二兩　附子一枚炮去皮破八片

右三味、以水一斗、先煮麻黄、減二升、去上沫、内諸藥、煮取三升、去滓、温服一升、日三服。

22 三〇二 少陰病、得之二三日、麻黄附子甘草湯微發汗。以二三日無證、故微發汗也。方二。

〔麻黄附子甘草湯方〕

麻黄二兩去節　甘草二兩炙　附子一枚炮去皮破八片

右三味、以水七升、先煮麻黄一兩沸、去上沫、内諸藥、煮取三升、去滓、温服一升、日三服。

23 三〇三 少陰病、得之二三日以上、心中煩、不得臥、黄連阿膠湯主之。方三。

〔黄連阿膠湯方〕

黄連四兩　黄芩二兩　芍藥二兩　雞子黄二枚　阿膠三兩一云三挺

右五味、以水六升、先煮三物、取二升、去滓。内膠烊盡、小冷。内雞子黄、攪令相得。温服七合、日三服。

24 三〇四 少陰病、得之一二日、口中和、其背惡寒者、當灸之、附子湯主之。方四。

〔附子湯方〕

附子（二枚炮去皮破八片） 茯苓（三兩） 人參（二兩） 白朮（四兩） 芍藥（三兩）

右五味、以水八升、煮取三升、去滓、温服一升、日三服。

25 三〇五 少陰病、身體痛、手足寒、骨節痛、脉沈者、附子湯主之。五。（用前第四方）

26 三〇六 少陰病、下利便膿血者、桃花湯主之。方六。

〔桃花湯方〕

赤石脂（一斤一半全用一半篩末） 乾薑（一兩） 粳米（一升）

右三味、以水七升、煮米令熟、去滓。温服七合、内赤石脂末方寸匕、日三服。若一服愈、餘勿服。

27 三〇七 少陰病、二三日至四五日、腹痛、小便不利、下利不止、便膿血者、桃花湯主之。七。（用前第六方）

28 三〇八 少陰病、下利便膿血者、可刺。

29 三〇九 少陰病、吐利、手足逆冷、煩躁欲死者、呉茱萸湯主之。方八。

〔呉茱萸湯方〕

呉茱萸一升　人參二兩　生薑六兩切　大棗十二枚擘

右四味、以水七升、煮取二升、去滓、温服七合、日三服。

30 三一〇 少陰病、下利、咽痛、胸滿、心煩、猪膚湯主之。方九。

〔猪膚湯方〕

猪膚一斤

右一味、以水一斗、煮取五升、去滓、加白蜜一升、白粉五合、熬香、和令相得、温分六服。

31 三一一 少陰病二三日、咽痛者、可與甘草湯。不差、與桔梗湯。十。

〔甘草湯方〕

甘草二兩

右一味、以水三升、煮取一升半、去滓、温服七合、日二服。

〔桔梗湯方〕

桔梗一兩　甘草二兩

右二味、以水三升、煮取一升、去滓、温分再服。

32 三一二 少陰病、咽中傷、生瘡、不能語言、聲不出者、苦酒湯主之。方十一。

〔苦酒湯方〕

半夏洗破如棗核十四枚　雞子一枚去黄内上苦酒着雞子殼中

右二味、内半夏、著苦酒中、以雞子殼置刀環中、安火上、令三沸、去滓。少少含嚥之。不差、更作三劑。

33 三一三 少陰病、咽中痛、半夏散及湯主之。方十二。

〔半夏散及湯方〕

半夏洗　桂枝去皮　甘草炙

右三味、等分、各別擣篩已、合治之、白飲和服方寸七、日三服。若不能散服者、以水一升、煎七沸、内散兩方寸七、更煮三沸、下火令小冷、少少嚥之。半夏有毒、不當散服。

34 三一四 少陰病、下利、白通湯主之。方十三。

〔白通湯方〕

葱白 四莖　乾薑 一兩　附子 一枚生去皮破八片

右三味、以水三升、煮取一升、去滓、分温再服。

35 三一五 少陰病、下利、脉微者、與白通湯。利不止、厥逆無脉、乾嘔、煩者、白通加猪膽汁湯主之。服湯、脉暴出者死、微續者生。白通加猪膽湯。方十四。白通湯用上方

〔白通加猪膽汁湯方〕

葱白 四莖　乾薑 一兩　附子 一枚生去皮破八片　人尿 五合　猪膽汁 一合

右五味、以水三升、煮取一升、去滓、内膽汁、人尿、和令相得、分温再服。若無膽、亦可用。

36 三一六 少陰病、二三日不已、至四五日、腹痛、小便不利、四肢沈重疼痛、自下利者、此為有水氣。其人或欬、或小便利、或下利、或嘔者、真武湯主之。方十五。

〔真武湯方〕

茯苓三兩　芍藥三兩　白朮二兩　生薑三兩切　附子一枚炮去皮破八片

右五味、以水八升、煮取三升、去滓、温服七合、日三服。若欬者、加五味子半升、細辛一兩、乾薑一兩。若小便利者、去茯苓。若下利者、去芍藥、加乾薑二兩。若嘔者、去附子、加生薑、足前為半斤。

37 三一七

少陰病、下利清穀、裏寒外熱、手足厥逆、脉微欲絶、身反不惡寒、其人面色赤。或腹痛、或乾嘔、或咽痛、或利止脉不出者、通脉四逆湯主之。方十六。

〔通脉四逆湯方〕

甘草二兩炙　附子大者一枚生用去皮破八片　乾薑三兩強人可四兩

右三味、以水三升、煮取一升二合、去滓、分温再服、其脉即出者愈。面色赤者、加葱九莖。腹中痛者、去葱、加芍藥二兩。嘔者、加生薑二兩。咽痛者、去芍藥、加桔梗一兩。利止脉不出者、去桔梗、加人參二兩。病皆與方相應者、乃服之。

38 三一八

少陰病、四逆、其人或欬、或悸、或小便不利、或腹中痛、或泄利下重者、四逆散主之。

方十七。

〔四逆散方〕

甘草炙　枳實破水漬炙乾　柴胡　芍藥

右四味、各十分、擣篩、白飲和服方寸匕、日三服。欬者、加五味子、乾薑各五分、并主下利。悸者、加桂枝五分。小便不利者、加茯苓五分。腹中痛者、加附子一枚、炮令坼。泄利下重者、先以水五升、煮薤白三升、煮取三升、去滓、以散三方寸匕、内湯中、煮取一升半、分温再服。

39 三一九 少陰病、下利六七日、欬而嘔、渴、心煩、不得眠者、猪苓湯主之。方十八。

〔猪苓湯方〕

猪苓去皮　茯苓　阿膠　澤瀉　滑石各一兩

右五味、以水四升、先煮四物、取二升、去滓、内阿膠烊盡、温服七合、日三服。

40 三二〇 少陰病、得之二三日、口燥咽乾者、急下之、宜大承氣湯。方十九。

〔大承氣湯方〕

枳實五枚炙　厚朴半斤去皮炙　大黃四兩酒洗　芒消三合

右四味、以水一斗、先煮二味、取五升、去滓、内大黃、更煮取二升、去滓、内芒消、更上火、令一兩沸、分温再服、一服得利、止後服。

41 三二一 少陰病、自利清水、色純青、心下必痛、口乾燥者、可下之、宜大承氣湯。二十。用前第十九方　一法用大柴胡

42 三二二 少陰病、六七日、腹脹、不大便者、急下之、宜大承氣湯。二十一。用前第十九方

43 三二三 少陰病、脈沈者、急温之、宜四逆湯。方二十二。

〔四逆湯方〕

甘草二兩炙　乾薑一兩半　附子一枚生用去皮破八片

右三味、以水三升、煮取一升二合、去滓、分温再服。强人可大附子一枚、乾薑三兩。

44 三二四 少陰病、飲食入口則吐。心中温温欲吐、復不能吐。始得之、手足寒、脈弦遲者、此胸中實、不可下也、當吐之。若膈上有寒飲、乾嘔者、不可吐也、當温之、宜四逆湯。二十三。方依上法

少陰病、下利、脉微濇、嘔而汗出、必數更衣、反少者、當温其上、灸之。脉經云灸厥陰可五十壯

辨厥陰病脉證并治　第十二 厥利嘔噦附合一十九法方一十六首

傷寒病、蚘厥、靜而時煩、為藏寒。蚘上入膈、胡煩。得食而嘔吐蚘者、烏梅丸主之。第一。十味前後有厥陰病四證厥逆一十九證

傷寒脉滑而厥、裏有熱、白虎湯主之。第二。四味

手足厥寒、脉細欲絶者、當歸四逆湯主之。第三。七味

若内有寒者、宜當歸四逆加呉茱萸生薑湯。第四。九味

大汗出、熱不去、内拘急、四肢疼、下利厥逆、惡寒者、四逆湯主之。第五。三味

大汗、若大下利而厥冷者、四逆湯主之。第六。用前第五方

病人手足厥冷、脉乍緊、心下滿而煩、宜瓜蔕散。第七。三味

傷寒厥而心下悸、宜先治水、當服茯苓甘草湯。第八。四味

傷寒六七日、大下後、寸脈沈遲、手足厥逆、麻黄升麻湯主之。第九。十四味下有欲自利一證

傷寒本自寒下、醫復吐下之、若食入口即吐、乾薑黄芩黄連人參湯主之。第十。四味下有下利一十病證

下利清穀、裏寒外熱、汗出而厥者、通脈四逆湯主之。第十一。三味

熱利下重者、白頭翁湯主之。第十二。四味

下利腹脹滿、身疼痛者、先温裏、乃攻表。温裏宜四逆湯、攻表宜桂枝湯。第十三。四逆湯用前第五方桂枝湯五味

下利欲飲水者、以有熱也、白頭翁湯主之。第十四。用前第十二方

下利讝語者、有燥屎也、宜小承氣湯。第十五。三味

下利後更煩、按之心下濡者、虚煩也、宜梔子豉湯。第十六。二味

嘔而脈弱、小便利、身有微熱、見厥者、難治、四逆湯主之。第十七。用前第五方前有嘔膿一證

乾嘔吐涎沫、頭痛者、呉茱萸湯主之。第十八。四味

嘔而發熱者、小柴胡湯主之。第十九。七味下有噦二證

1 三二六 厥陰之為病、消渴、氣上撞心、心中疼熱、飢而不欲食、食則吐蚘、下之利不止。

2 三二七 厥陰中風、脉微浮為欲愈。不浮為未愈。

3 三二八 厥陰病欲解時、從丑至卯上。

4 三二九 厥陰病、渴欲飲水者、少少與之愈。

5 三三〇 諸四逆厥者、不可下之。虚家亦然。

6 三三一 傷寒先厥後發熱而利者、必自止、見厥復利。

7 三三二 傷寒、始發熱六日、厥反九日而利。凡厥利者、當不能食。今反能食者、恐為除中、（一云消中）食以索餅。不發熱者、知胃氣尚在、必愈。恐暴熱来出而復去也。後日脉之、其熱續在者、期之旦日夜半愈。所以然者、本發熱六日、厥反九日、復發熱三日、并前六日、亦為九日、與厥相應、故期之旦日夜半愈。後三日脉之、而脉數、其熱不罷者、此為熱氣有餘、必發癰膿也。

8 三三三 傷寒脉遲六七日、而反與黄芩湯徹其熱。脉遲為寒、今與黄芩湯復除其熱、腹中應冷、當不能食。今反能食、此名除中、必死。

9 三三四 傷寒、先厥後發熱、下利必自止。而反汗出、咽中痛者、其喉為痺。發熱無汗、而利必自止。若不止、必便膿血。便膿血者、其喉不痺。

10 三三五 傷寒一二日至四五日厥者、必發熱。前熱者、後必厥。厥深者熱亦深、厥微者熱亦微。厥應下之、而反發汗者、必口傷爛赤。

11 三三六 傷寒病、厥五日、熱亦五日、設六日當復厥。不厥者自愈。厥終不過五日、以熱五日、故知自愈。

12 三三七 凡厥者、陰陽氣不相順接、便為厥。厥者、手足逆冷者是也。

13 三三八 傷寒脉微而厥、至七八日膚冷、其人躁、無暫安時者、此為藏厥、非蚘厥也。蚘厥者、其人當吐蚘、令病者靜、而復時煩者、此為藏寒。蚘上入其膈、故煩、須臾復止。得食而嘔、又煩者、蚘聞食臭出、其人常自吐蚘。蚘厥者、烏梅丸主之。又主久利。方一。

〔烏梅丸方〕

烏梅三百枚　細辛六兩　乾薑十兩　黃連十六兩　當歸四兩　附子六兩炮去皮　蜀椒四兩出汗　桂枝去皮六兩
人參六兩　黃蘗六兩

右十味、異擣篩、合治之。以苦酒漬烏梅一宿、去核、蒸之五斗米下、飯熟擣成泥、和藥令相得。内臼中、與蜜杵二千下、丸如梧桐子大。先食飲服十丸、日三服、稍加至二十丸。禁生冷、滑物、臭食等。

14 三三九 傷寒熱少微厥、指（一作稍）頭寒、嘿嘿不欲食、煩躁、數日、小便利、色白者、此熱除也、欲得食、其病為愈。若厥而嘔、胸脇煩滿者、其後必便血。

15 三四〇 病者手足厥冷、言我不結胸、小腹滿、按之痛者、此冷結在膀胱關元也。

16 三四一 傷寒發熱四日、厥反三日、復熱四日。厥少熱多者、其病當愈。四日至七日熱不除者、必便膿血。

17 三四二 傷寒厥四日、熱反三日、復厥五日、其病為進。寒多熱少、陽氣退、故為進也。

18 三四三 傷寒六七日、脉微、手足厥冷、煩躁、灸厥陰。厥不還者、死。

19 三四四 傷寒發熱、下利、厥逆、躁不得臥者、死。

20 三四五 傷寒發熱、下利至甚、厥不止者、死。

21 三四六 傷寒六七日不利、便發熱而利、其人汗出不止者、死、有陰無陽故也。

22 三四七 傷寒五六日、不結胸、腹濡、脉虛、復厥者、不可下、此亡血、下之死。

23 三四八 發熱而厥、七日下利者、為難治。

24 三四九 傷寒脉促、手足厥逆、可灸之。促一作縱

25 三五〇 傷寒脉滑而厥者、裏有熱、白虎湯主之。方二。

〔白虎湯方〕

知母六兩　石膏一斤碎綿裹　甘草二兩炙　粳米六合

右四味、以水一斗、煮米熟、湯成、去滓、温服一升、日三服。

26 三五一 手足厥寒、脉細欲絶者、當歸四逆湯主之。方三。

〔當歸四逆湯方〕

當歸三兩　桂枝三兩去皮　芍藥三兩　細辛三兩　甘草二兩炙　通草二兩　大棗二十五枚擘一法十二枚

右七味、以水八升、煮取三升、去滓、温服一升、日三服。

27 三五二 若其人内有久寒者、宜當歸四逆加呉茱萸生薑湯。方四。

〔當歸四逆加呉茱萸生薑湯方〕

當歸三兩 芍藥三兩 甘草二兩炙 通草二兩 桂枝三兩去皮 細辛三兩 生薑半斤切 呉茱萸二升

大棗二十五枚擘

右九味、以水六升、清酒六升和、煮取五升、去滓、温分五服。一方水酒各四升

28 三五三 大汗出、熱不去、内拘急、四肢疼、又下利厥逆而惡寒者、四逆湯主之。方五。

〔四逆湯方〕

甘草二兩炙 乾薑一兩半 附子一枚生用去皮破八片

右三味、以水三升、煮取一升二合、去滓、分温再服。若强人可用大附子一枚、乾薑三兩。

29 三五四 大汗、若大下利而厥冷者、四逆湯主之。六。用前第五方

30 三五五 病人手足厥冷、脉乍緊者、邪結在胸中、心下滿而煩、飢不能食者、病在胸中、當須吐之、宜瓜蔕散。方七。

〔瓜蔕散方〕

瓜蔕 赤小豆

右二味、各等分、異擣篩、合内臼中、更治之、別以香豉一合、用熱湯七合、煮作稀糜、去滓、取汁和散一錢匕、温頓服之。不吐者、少少加、得快吐乃止。諸亡血虛家、不可與瓜蔕散。

31 三五六 傷寒厥而心下悸、宜先治水、當服茯苓甘草湯、却治其厥、不爾、水漬入胃、必作利也。茯苓甘草湯。方八。

〔茯苓甘草湯方〕

茯苓二兩　甘草一兩炙　生薑三兩切　桂枝二兩去皮

右四味、以水四升、煮取二升、去滓、分温三服。

32 三五七 傷寒六七日、大下後、寸脉沈而遲、手足厥逆、下部脉不至、喉咽不利、唾膿血、泄利不止者、為難治。麻黄升麻湯主之。方九。

〔麻黄升麻湯方〕

麻黄二兩半去節　升麻一兩一分　當歸一兩一分　知母十八銖　黄芩十八銖　萎蕤十八銖一作菖蒲　芍藥六銖　天門冬六銖去心

桂枝六銖去皮　茯苓六銖　甘草六銖炙　石膏六銖碎綿裹　白朮六銖　乾薑六銖

右十四味、以水一斗、先煮麻黄一兩沸、去上沫、内諸藥、煮取三升、去滓、分温三服。相去如炊三斗米頃、令盡、汗出愈。

33 三五八 傷寒四五日、腹中痛、若轉氣下趣少腹者、此欲自利也。

34 三五九 傷寒本自寒下、醫復吐下之、寒格、更逆吐下。若食入口即吐、乾薑黄芩黄連人參湯主之。方十。

〔乾薑黄芩黄連人參湯方〕

乾薑　黄芩　黄連　人參各三兩

右四味、以水六升、煮取二升、去滓、分温再服。

35 三六〇 下利有微熱而渴、脉弱者、今自愈。

36 三六一 下利脉數、有微熱汗出、今自愈。設復緊、為未解。一云設脉浮復緊

37 三六二 下利、手足厥冷、無脉者、灸之不温、若脉不還、反微喘者、死。少陰負趺陽者、為順也。

38 三六三 下利、寸脉反浮數、尺中自濇者、必清膿血。

39 三六四 下利清穀、不可攻表。汗出必脹滿。

40 三六五 下利、脉沈弦者、下重也。脉大者、為未止。脉微弱數者、為欲自止、雖發熱不死。

41 三六六 下利脉沈而遲、其人面少赤、身有微熱、下利清穀者、必鬱冒汗出而解、病人必微厥、所以然者、其面戴陽、下虚故也。

42 三六七 下利脉數而渴者、今自愈。設不差、必清膿血、以有熱故也。

43 三六八 下利後、脉絶、手足厥冷、晬時脉還、手足温者生。脉不還者死。

44 三六九 傷寒下利日十餘行、脉反實者、死。

45 三七〇 下利清穀、裏寒外熱、汗出而厥者、通脉四逆湯主之。方十一。

〔通脉四逆湯方〕

甘草二両炙　附子大者一枚生去皮破八片　乾薑三両強人可四両

右三味、以水三升、煮取一升二合、去滓、分温再服、其脉即出者愈。

46 三七一 熱利下重者、白頭翁湯主之。方十二。

〔白頭翁湯方〕

白頭翁二兩　黃蘗三兩　黃連三兩　秦皮三兩

右四味、以水七升、煮取二升、去滓、温服一升。不愈、更服一升。

47 三七二 下利腹脹滿、身體疼痛者、先温其裏、乃攻其表。温裏宜四逆湯、攻表宜桂枝湯。十三。四逆湯用前第五方

〔桂枝湯方〕

桂枝三兩去皮　芍藥三兩　甘草二兩炙　生薑三兩切　大棗十二枚擘

右五味、以水七升、煮取三升、去滓、温服一升、須臾啜熱稀粥一升、以助藥力。

48 三七三 下利欲飲水者、以有熱故也、白頭翁湯主之。十四。用前第十二方

49 三七四 下利讝語者、有燥屎也、宜小承氣湯。方十五。

〔小承氣湯方〕

大黃四兩酒洗　枳實三枚炙　厚朴二兩去皮炙

右三味、以水四升、取煮一升二合、去滓、分二服。初一服讝語止、若更衣者、停後服、不爾盡服之。

50 三七五 下利後更煩、按之心下濡者、為虚煩也、宜梔子豉湯。方十六。

〔梔子豉湯方〕

肥梔子十四箇擘　香豉四合綿裹

右二味、以水四升、先煮梔子、取二升半、内豉、更煮取一升半、去滓、分再服。一服得吐、止後服。

51 三七六 嘔家有癰膿者、不可治嘔、膿盡自愈。

52 三七七 嘔而脉弱、小便復利、身有微熱、見厥者、難治、四逆湯主之。十七。用前第五方

53 三七八 乾嘔吐涎沫、頭痛者、呉茱萸湯主之。方十八。

〔呉茱萸湯方〕

呉茱萸一升湯洗七遍　人參三兩　大棗十二枚擘　生薑六兩切

右四味、以水七升、煮取二升、去滓、温服七合、日三服。

54 三七九 嘔而發熱者、小柴胡湯主之。方十九。

〔小柴胡湯方〕

柴胡八兩　黄芩三兩　人參三兩　甘草三兩炙　生薑三兩切　半夏半升洗　大棗十二枚擘

右七味、以水一斗二升、煮取六升、去滓、更煎取三升、温服一升、日三服。

55 三八〇 傷寒、大吐、大下之、極虚、復極汗者、其人外氣怫鬱、復與之水以發其汗、因得噦。所以然者、胃中寒冷故也。

56 三八一 傷寒噦而腹滿、視其前後、知何部不利、利之即愈。

傷寒論　卷第七

仲景全書第七

漢　張仲景述
晉　王叔和撰次
宋　林　億校正
明　趙開美校刻
沈　琳同校

辨霍亂病脉證并治　第十三 合六法 方六首

惡寒、脉微而利、利止者、亡血也、四逆加人參湯主之。第一。四味前有吐利三證

霍亂、頭痛、發熱、身疼、熱多飲水者、五苓散主之。寒多不用水者、理中丸主之。第二。五苓散五味理中丸四味作加減法附

吐利止、身痛不休、宜桂枝湯小和之。第三。五味

吐利汗出、發熱惡寒、四肢拘急、手足厥冷者、四逆湯主之。第四。三味

吐利、小便利、大汗出、下利清穀、内寒外熱、脉微欲絶、四逆湯主之。第五。用前第四方

吐已下斷、汗出而厥、四肢不解、脉微絶、通脉四逆加猪膽湯主之。第六。四味下有不勝穀氣一證

1 三八二 問曰、病有霍亂者何。答曰、嘔吐而利、此名霍亂。

2 三八三 問曰、病發熱、頭痛、身疼、惡寒、吐利者、此屬何病。答曰、此名霍亂。霍亂自吐下、又利止、復更發熱也。

3 三八四 傷寒、其脉微濇者、本是霍亂、今是傷寒、却四五日、至陰經上、轉入陰必利。本嘔下利者、不可治也。欲似大便、而反失氣、仍不利者、此屬陽明也、便必鞕、十三日愈、所以然者、經盡故也。下利後、當便鞕、鞕則能食者愈。今反不能食、到後經中、頗能食、復過一經能食、過之一日當愈。不愈者、不屬陽明也。

4 三八五 惡寒、脉微一作緩而復利、利止、亡血也、四逆加人參湯主之。方一。

〔四逆加人參湯方〕

甘草二兩炙　附子一枚生去皮破八片　乾薑一兩半　人參一兩

右四味、以水三升、煮取一升二合、去滓、分温再服。

5 三八六 霍亂、頭痛、發熱、身疼痛、熱多欲飲水者、五苓散主之。寒多不用水者、理中丸主之。二。

〔五苓散方〕

猪苓去皮　白朮　茯苓各十八銖　桂枝半兩去皮　澤瀉一兩六銖

右五味、為散、更治之、白飲和、服方寸七、日三服、多飲煖水、汗出愈。

〔理中丸方〕下有作湯加減法

人參　乾薑　甘草炙　白朮各三兩

右四味、擣篩、蜜和為丸、如雞子黄許大。以沸湯數合、和一丸、研碎、温服之、日三四、夜二服。腹中未熱、益至三四丸、然不及湯。湯法、以四物依兩數切、用水八升、煮取三升、去滓、温服一升、日三服。若臍上築者、腎氣動也、去朮加桂四兩。吐多者、去朮加生薑三兩。下多者還用朮。悸者、加茯苓二兩。渴欲得水者、加朮、足前成四兩半。腹中痛者、加人參、足前成四兩半。寒者、加乾薑、足前成四兩半。腹滿者、去朮、加附子一枚。服湯後、如食頃、飲熱粥一升許、微自温、勿發掲衣被。

6 三八七 吐利止而身痛不休者、當消息和解其外、宜桂枝湯小和之。方三。

〔桂枝湯方〕

桂枝三兩去皮　芍藥三兩　生薑三兩　甘草二兩炙　大棗十二枚擘

右五味、以水七升、煮取三升、去滓、温服一升。

7 三八八 吐利汗出、發熱惡寒、四肢拘急、手足厥冷者、四逆湯主之。方四。

〔四逆湯方〕

甘草二兩炙　乾薑一兩半　附子一枚生去皮破八片

右三味、以水三升、煮取一升二合、去滓、分温再服。强人可大附子一枚、乾薑三兩。

8 三八九 既吐且利、小便復利而大汗出、下利清穀、内寒外熱、脉微欲絶者、四逆湯主之。五。

9 三九〇 吐已下斷、汗出而厥、四肢拘急不解、脉微欲絶者、通脉四逆加猪膽湯主之。方六。用前第四方

〔通脉四逆加猪膽汁湯方〕

甘草二兩炙　乾薑三兩強人可四兩　附子大者一枚生去皮破八片　猪膽汁半合

右四味、以水三升、煮取一升二合、去滓。内猪膽汁、分温再服、其脉即来。無猪膽、以羊膽代之。

10 三九一 吐、利、發汗、脉平、小煩者、以新虚不勝穀氣故也。

辨陰陽易差後勞復病脉證并治　第十四 合六法方六首

傷寒陰易病、身重、少腹裏急、熱上衝胸、頭重不欲舉、眼中生花、燒褌散主之。第一。一味

大病差後勞復者、枳實梔子湯主之。第二。三味下有宿食加大黄法附

傷寒差以後更發熱、小柴胡湯主之。第三。(七味)

大病差後、從腰以下有水氣者、牡蠣澤瀉散主之。第四。(七味)

大病差後、喜唾、久不了了、胸上有寒、當以丸藥溫之、宜理中丸。第五。(四味)

傷寒解後、虛羸少氣、氣逆欲吐、竹葉石膏湯主之。第六。(七味下有病新差一證)

一 三九二

傷寒陰(陽易)之為病、其人身體重、少氣、少腹裏急、或引陰中拘攣、熱上衝胸、頭重不欲舉、眼中生花、(花一作眵)膝脛拘急者、燒褌散主之。方一。

〔燒褌散方〕

婦人中褌、近隱處、取燒作灰。

右一味、水服方寸匕、日三服、小便即利、陰頭微腫、此為愈矣。婦人病取男子褌燒服。

2 三九三

大病差後勞復者、枳實梔子湯主之。方二。

〔枳實梔子湯方〕

枳實三枚炙　梔子十四箇擘　豉一升綿裹

右三味、以清漿水七升、空煮取四升。内枳實、梔子、煮取二升。下豉、更煮五六沸、去滓、温分再服、覆令微似汗。若有宿食者、内大黄如博碁子五六枚、服之愈。

3 三九四 傷寒差以後更發熱、小柴胡湯主之。脉浮者、以汗解之。脉沈實一作緊者、以下解之。方三。

〔小柴胡湯方〕

柴胡八兩　人參二兩　黄芩二兩　甘草二兩炙　生薑二兩　半夏半升洗　大棗十二枚擘

右七味、以水一斗二升、煮取六升、去滓、再煎取三升、温服一升、日三服。

4 三九五 大病差後、從腰以下有水氣者、牡蠣澤瀉散主之。方四。

〔牡蠣澤瀉散方〕

牡蠣熬　澤瀉　蜀漆煖水洗去腥　葶藶子熬　商陸根熬　海藻洗去鹹　栝樓根各等分

右七味、異擣、下篩為散。更於臼中治之、白飲和服方寸匕、日三服。小便利、止後服。

5 三九六 大病差後、喜唾、久不了了、胸上有寒、當以丸藥温之、宜理中丸。方五。

〔理中丸方〕

人參　白朮　甘草炙　乾薑各三兩

右四味、擣篩、蜜和為丸、如雞子黄許大、以沸湯數合、和一丸、研碎、温服之、日三服。

6 三九七 傷寒解後、虚羸少氣、氣逆欲吐、竹葉石膏湯主之。方六。

〔竹葉石膏湯方〕

竹葉二把　石膏一斤　半夏半升洗　麥門冬一升去心　人參二兩　甘草二兩炙　粳米半升

右七味、以水一斗、煮取六升、去滓。内粳米、煮米熟、湯成去米、温服一升、日三服。

7 三九八 病人脉已解、而日暮微煩。以病新差、人强與穀、脾胃氣尚弱、不能消穀、故令微煩。損穀則愈。

辨不可發汗病脉證并治　第十五 一法方本闕

汗家不可發汗、發汗必恍惚心亂、小便已、陰疼、宜禹餘粮丸。第一。方本闕前後有二十九病證

1 一 夫以為疾病至急、倉卒尋按、要者難得、故重集諸可與不可方治、比之三陰三陽篇中、此易見也。又時有不止是三陽三陰、出在諸可與不可中也。

2 二 少陰病、脉細沈數、病為在裏、不可發汗。

3 三 脉浮緊者、法當身疼痛、宜以汗解之。假令尺中遲者、不可發汗、何以知然。以榮氣不足、血少故也。

4 四 少陰病、脉微、不可發汗、亡陽故也。

5 五 脉濡而弱、弱反在關、濡反在巔、微反在上、濇反在下。微則陽氣不足、濇則無血。陽

氣反微、中風汗出而反躁煩。濇則無血、厥而且寒。陽微發汗、躁不得眠。

6 六 動氣在右、不可發汗、發汗則衄而渴、心苦煩、飲即吐水。

7 七 動氣在左、不可發汗、發汗則頭眩、汗不止、筋惕肉瞤。

8 八 動氣在上、不可發汗、發汗則氣上衝、正在心端。

9 九 動氣在下、不可發汗、發汗則無汗、心中大煩、骨節苦疼、目運、惡寒、食則反吐、穀不得前。

10 一〇 咽中閉塞、不可發汗、發汗則吐血、氣微絶、手足厥冷、欲得踡臥、不能自温。

11 一一 諸脉得數動微弱者、不可發汗、發汗則大便難、腹中乾、（一云小便難胞中乾）胃躁而煩、其形相象、根本異源。

12 一二 脉濡而弱、弱反在關、濡反在巔。弦反在上、微反在下。弦為陽運、微為陰寒。上實下虛、意欲得温。微弦為虛、不可發汗、發汗則寒慄、不能自還。

13 一三 欬者則劇、數吐涎沫、咽中必乾、小便不利、心中飢煩、晬時而發、其形似瘧、有寒無熱、虛而寒慄、欬而發汗、踡而苦滿、腹中復堅。

14 一四 厥、脉緊、不可發汗、發汗則聲亂、咽嘶、舌萎、聲不得前。

15 一五 諸逆發汗、病微者難差。劇者言亂、目眩者死、(一云讝言目眩睛亂者死)命將難全。

16 一六 太陽病、得之八九日、如瘧狀、發熱惡寒、熱多寒少、其人不嘔、清便續自可、一日二三度發。脉微而惡寒者、此陰陽俱虛、不可更發汗也。

17 一七 太陽病、發熱惡寒、熱多寒少、脉微弱者、無陽也、不可發汗。

18 一八 咽喉乾燥者、不可發汗。

19 一九 亡血不可發汗、發汗則寒慄而振。

20 二〇 衄家不可發汗、汗出必額上陷、脉急緊、直視不能眴、不得眠。(音見上)

21 二一 汗家不可發汗、發汗必恍惚心亂、小便已、陰疼、宜禹餘粮丸。一。(方本闕)

22 二二 淋家不可發汗、發汗必便血。

23 二三 瘡家雖身疼痛、不可發汗、汗出則痓。

24 二四 下利不可發汗、汗出必脹滿。

25 二五 欬而小便利、若失小便者、不可發汗、汗出則四肢厥逆冷。

26 二六 傷寒一二日至四五日厥者、必發熱。前厥者後必熱。厥深者熱亦深、厥微者熱亦微。厥應不之、而反發汗者、必口傷爛赤。

27 二七 傷寒、脉弦細、頭痛發熱者、屬少陽。少陽不可發汗。

28 二八 傷寒頭痛、翕翕發熱、形象中風、常微汗出自嘔者、下之益煩、心懊憹如飢。發汗則致痓、身强、難以伸屈。熏之則發黃、不得小便。久則發欬唾。

29 二九 太陽與少陽併病、頭項强痛、或眩冒、時如結胸、心下痞鞕者、不可發汗。

30 三〇 太陽病、發汗因致痓。

31 三一 少陰病、欬而下利、譫語者、此被火氣劫故也。小便必難、以强責少陰汗也。

32 三二 少陰病、但厥、無汗、而强發之、必動其血。未知從何道出、或從口鼻、或從目出者、是名下厥上竭、為難治。

辨可發汗病脉證并治 第十六（合四十一法 方一十四首）

太陽病、外證未解、脉浮弱、當以汗解、宜桂枝湯。第一。（五味前有四法）

脉浮而數者、可發汗、屬桂枝湯證。第二。（用前第一方一法用麻黄湯）

陽明病、脉遲、汗出多、微惡寒、表未解也、屬桂枝湯證。第三。（用前第一方下有可汗二證）

病人煩熱、汗出解、又如瘧狀、脉浮虚者、當發汗、屬桂枝湯證。第四。（用前第一方）

病常自汗出、此榮衛不和也、發汗則愈、屬桂枝湯證。第五。（用前第一方）

病人藏無他病、時發熱汗出、此衛氣不和也、先其時發汗則愈、屬桂枝湯證。第六。（用前第一方）

脉浮緊、浮為風、緊為寒、風傷衛、寒傷榮、榮衛俱病、骨節煩疼、可發汗、宜麻黄湯。第七。（四味）

太陽病不解、熱結膀胱、其人如狂、血自下愈、外未解者、屬桂枝湯證。第八。（用前第一方）

太陽病、下之微喘者、表未解、宜桂枝加厚朴杏子湯。第九。（七味）

傷寒脉浮緊、不發汗、因衄者、屬麻黄湯證。第十。（用前第七方）

陽明病、脉浮、無汗而喘者、發汗愈、屬麻黄湯證。第十一。（用前第七方）

太陰病、脉浮者、可發汗、屬桂枝湯證。第十二。用前第一方

太陽病、脉浮緊、無汗、發熱、身疼痛、八九日表證在、當發汗、屬麻黄湯證。第十三。用前第七方

脉浮者、病在表、可發汗、屬麻黄湯證。第十四。用前第七方一法用桂枝湯

傷寒不大便六七日、頭痛有熱者、與承氣湯。其小便清者、知不在裏、續在表、屬桂枝湯證。第十五。用前第一方

下利腹脹滿、身疼痛者、先温裏、乃攻表、温裏宜四逆湯、攻表宜桂枝湯。第十六。四逆湯三味桂枝湯用前第一方

下利後、身疼痛、清便自調者、急當救表、宜桂枝湯。第十七。用前第一方

太陽病、頭痛、發熱、汗出、惡風寒者、屬桂枝湯證。第十八。用前第一方

太陽中風、陽浮陰弱、熱發汗出、惡寒惡風、鼻鳴乾嘔者、屬桂枝湯證。第十九。用前第一方

太陽病、發熱汗出、此為榮弱衛强、屬桂枝湯證。第二十。用前第一方

太陽病下之、氣上衝者、屬桂枝湯證。第二十一。用前第一方

太陽病、服桂枝湯反煩者、先刺風池風府、却與桂枝湯愈。第二十二。用前第一方

燒鍼、被寒、鍼處核起者、必發奔豚氣、與桂枝加桂湯。第二十三。五味

太陽病、項背强几几、汗出惡風者、宜桂枝加葛根湯。第二十四。七味注見第二卷中

太陽病、項背強几几、無汗惡風者、屬葛根湯證。第二十五。用前方

太陽陽明合病、自利、屬葛根湯證。第二十六。用前方一云用後第二十八方

太陽陽明合病、不利、但嘔者、屬葛根加半夏湯。第二十七。八味

太陽病、桂枝證、反下之、利遂不止、脉促者、表未解也、喘而汗出、屬葛根黄芩黄連湯。第二十八。四味

太陽病、頭痛發熱、身疼、惡風、無汗、屬麻黄湯證。第二十九。用前第七方

太陽陽明合病、喘而胸滿者、不可下、屬麻黄湯證。第三十。用前第七方

太陽中風、脉浮緊、發熱、惡寒、身疼、不汗而煩躁者、大青龍湯主之。第三十一。七味下有一病證

陽明中風、脉弦浮大、短氣、腹滿、脇下及心痛、鼻乾、不得汗、嗜臥、身黄、小便難、潮熱、外不解、過十日、脉浮者、與小柴胡湯。脉但浮、無餘證者、與麻黄湯。第三十二。小柴胡湯七味麻黄湯用前第七方

太陽病、十日以去、脉浮細、嗜臥者、外解也。設胸滿脇痛者、與小柴胡湯。脉但浮、與麻黄湯。第三十三。並用前方

傷寒脉浮緩、身不疼、但重、乍有輕時、無少陰證、可與大青龍湯發之。第三十四。用前第三十一方

傷寒、表不解、心下有水氣、乾嘔、發熱而欬、或渴、或利、或噎、或小便不利、或喘、小青龍

湯主之。第三十五。（八味加減法附）

傷寒心下有水氣、欬而微喘、發熱不渴、屬小青龍湯證。第三十六。（用前方）

傷寒五六日中風、往来寒熱、胸脇苦滿、不欲飲食、心煩喜嘔者、屬小柴胡湯證。第三十七。（用前第三十二方）

傷寒四五日、身熱、惡風、頸項強、脇下滿、手足温而渴、屬小柴胡湯證。第三十八。（用前第三十二方）

傷寒六七日、發熱、微惡寒、支節煩疼、微嘔、心下支結、外證未去者、柴胡桂枝湯主之。第三十九。（九味）

少陰病、得之二三日、麻黄附子甘草湯、微發汗。第四十。（三味）

脉浮、小便不利、微熱、消渴者、與五苓散。第四十一。（五味）

1 三三 大法、春夏宜發汗。

2 三四 凡發汗、欲令手足倶周、時出似漐漐然、一時間許、益佳。不可令如水流離。若病不解、當重發汗。汗多者必亡陽、陽虛、不得重發汗也。

3 三五 凡服湯發汗、中病便止、不必盡劑也。

4 三六 凡云可發汗、無湯者、丸散亦可用、要以汗出為解、然不如湯、隨證良驗。

5 三七 太陽病、外證未解、脉浮弱者、當以汗解、宜桂枝湯。方一。

〔桂枝湯方〕

桂枝三兩去皮　芍藥三兩　甘草二兩炙　生薑三兩切　大棗十二枚擘

右五味、以水七升、煮取三升、去滓、温服一升、啜粥、將息如初法。

6 三八 脉浮而數者、可發汗、屬桂枝湯證。二。用前第一方一法用麻黃湯

7 三九 陽明病、脉遲、汗出多、微惡寒者、表未解也、可發汗、屬桂枝湯證。三。用前第一方

8 四〇 夫病脉浮大、問病者言、但便鞕耳。設利者、為大逆。鞕為實、汗出而解。何以故。脉浮當以汗解。

9 四一 傷寒其脉不弦緊而弱、弱者必渴、被火必讝語、弱者發熱脉浮、解之當汗出愈。

10 四二 病人煩熱、汗出即解、又如瘧狀、日晡所發熱者、屬陽明也。脉浮虛者、當發汗、屬桂

枝湯證。四。（用前第一方）

11 四三 病常自汗出者、此為榮氣和、榮氣和者、外不諧、以衛氣不共榮氣諧和故爾。以榮行脉中、衛行脉外、復發其汗、榮衛和則愈、屬桂枝湯證。五。（用前第一方）

12 四四 病人藏無他病、時發熱自汗出、而不愈者、此衛氣不和也。先其時發汗則愈、屬桂枝湯證。六。（用前第一方）

13 四五 脉浮而緊、浮則為風、緊則為寒、風則傷衛、寒則傷榮、榮衛俱病、骨節煩疼、可發其汗、宜麻黃湯。方七。

〔麻黃湯方〕

麻黃（三兩去節）　桂枝（二兩）　甘草（一兩炙）　杏仁（七十箇去皮尖）

右四味、以水八升、先煮麻黃、減二升、去上沫、内諸藥、煮取二升半、去滓、温服八合、温覆取微似汗、不須啜粥、餘如桂枝將息。

14 四六 太陽病不解、熱結膀胱、其人如狂、血自下、下者愈。其外未解者、尚未可攻、當先解其外、屬桂枝湯證。八。（用前第一方）

15 四七 太陽病、下之微喘者、表未解也、宜桂枝加厚朴杏子湯。方九。

〔桂枝加厚朴杏子湯方〕

桂枝三兩去皮　芍藥三兩　生薑三兩切　甘草二兩炙　厚朴二兩炙去皮　杏仁五十箇去皮尖　大棗十二枚擘

右七味、以水七升、煮取三升、去滓、温服一升。

16 四八 傷寒脉浮緊、不發汗、因致衄者、屬麻黃湯證。十。用前第七方

17 四九 陽明病、脉浮、無汗而喘者、發汗則愈、屬麻黃湯證。十一。用前第七方

18 五〇 太陰病、脉浮者、可發汗、屬桂枝湯證。十二。用前第一方

19 五一 太陽病、脉浮緊、無汗、發熱、身疼痛、八九日不解、表證仍在、當復發汗、服湯已、微除、其人發煩目瞑、劇者必衄、衄乃解、所以然者、陽氣重故也。屬麻黃湯證。十三。用前第七方

20 五二 脉浮者、病在表、可發汗、屬麻黃湯證。十四。用前第七方一法用桂枝湯

21 五三 傷寒不大便六七日、頭痛有熱者、與承氣湯。其小便清者、一云大便青知不在裏、續在表也、當須發汗。若頭痛者必衄。屬桂枝湯證。十五。用前第一方

22 五四 下利腹脹満、身體疼痛者、先温其裏、乃攻其表、温裏宜四逆湯、攻表宜桂枝湯。十六。用前第一方

〔四逆湯方〕

甘草二兩炙　乾薑一兩半　附子一枚生去皮破八片

右三味、以水三升、煮取一升二合、去滓、分温再服。强人可大附子一枚、乾薑三兩。

23 五五 下利後、身疼痛、清便自調者、急當救表、宜桂枝湯發汗。十七。用前第一方

24 五六 太陽病、頭痛、發熱、汗出、惡風寒者、屬桂枝湯證。十八。用前第一方

25 五七 太陽中風、陽浮而陰弱、陽浮者熱自發、陰弱者汗自出、嗇嗇惡寒、淅淅惡風、翕翕發熱、鼻鳴乾嘔者、屬桂枝湯證。十九。用前第一方

26 五八 太陽病、發熱汗出者、此為榮弱衛强、故使汗出、欲救邪風、屬桂枝湯證。二十。用前第一方

27 五九 太陽病、下之後、其氣上衝者、屬桂枝湯證。二十一。用前第一方

28 六〇 太陽病、初服桂枝湯、反煩不解者、先刺風池風府、却與桂枝湯則愈。二十二。用前第一方

29 六一 焼鍼令其汗、鍼處被寒、核起而赤者、必發奔豚、氣從少腹上撞心者、灸其核上、各一

壯、與桂枝加桂湯。方二十三。

〔桂枝加桂湯方〕

桂枝五兩去皮　甘草二兩炙　大棗十二枚擘　芍藥三兩　生薑三兩切

右五味、以水七升、煮取三升、去滓、温服一升。本云、桂枝湯、今加桂滿五兩、所以加桂者、以能洩奔豚氣也。

30 六二 太陽病、項背强几几、反汗出惡風者、宜桂枝加葛根湯。方二十四。

〔桂枝加葛根湯方〕

葛根四兩　麻黃三兩去節　甘草二兩炙　芍藥三兩　桂枝二兩　生薑三兩　大棗十二枚擘

右七味、以水一斗、煮麻黃葛根、減二升、去上沫、内諸藥、煮取三升、去滓、温服一升。覆取微似汗、不須啜粥、助藥力、餘將息依桂枝法。注見第二卷中

31 六三 太陽病、項背强几几、無汗惡風者、屬葛根湯證。二十五。用前第二十四方

32 六四 太陽與陽明合病、必自下利、不嘔者、屬葛根湯證。二十六。用前方一云用後第二十八方

33 六五 太陽與陽明合病、不下利、但嘔者、宜葛根加半夏湯。方二十七。

〔葛根加半夏湯方〕

葛根四兩　半夏半升洗　大棗十二枚擘　桂枝去皮二兩　芍藥二兩　甘草二兩炙　麻黄三兩去節　生薑三兩

右八味、以水一斗、先煮葛根麻黄、減二升、去上沫、内諸藥、煮取三升、去滓、温服一升、覆取微似汗。

34 六六 太陽病、桂枝證、醫反下之、利遂不止、脉促者、表未解也、喘而汗出者、宜葛根黄芩黄連湯。方二十八。促作縦

〔葛根黄芩黄連湯方〕

葛根八兩　黄連三兩　黄芩三兩　甘草二兩炙

右四味、以水八升、先煮葛根、減二升、内諸藥、煮取二升、去滓、分温再服。

35 六七 太陽病、頭痛發熱、身疼腰痛、骨節疼痛、惡風、無汗而喘者、屬麻黄湯證。二十九。用前第七方

36 六八 太陽與陽明合病、喘而胸満者、不可下、屬麻黄湯證。三十。用前第七方

37 六九 太陽中風、脉浮緊、發熱、惡寒、身疼痛、不汗出而煩躁者、大青龍湯主之。若脉微弱、

汗出惡風者、不可服之。服之則厥逆、筋惕肉瞤、此為逆也。大青龍湯方。三十一。

〔大青龍湯方〕

麻黄 六兩去節　桂枝 二兩去皮　杏仁 四十枚去皮尖　甘草 二兩炙　石膏 如雞子大碎　生薑 三兩切　大棗 十二枚擘

右七味、以水九升、先煮麻黄、減二升、去上沫、内諸藥、煮取三升、温服一升、覆取微似汗。汗出多者、温粉粉之。一服汗者、勿更服、若復服、汗出多者、亡陽遂虚、一作逆 惡風煩躁、不得眠也。

七〇

陽明中風、脉弦浮大、而短氣、腹都滿、脇下及心痛、久按之氣不通、鼻乾、不得汗、嗜臥、一身及目悉黄、小便難、有潮熱、時時噦、耳前後腫、刺之小差、外不解、過十日、脉續浮者、與小柴胡湯。脉但浮、無餘證者、與麻黄湯。用前第七方 不溺、腹滿加噦者、不治。三十二。

〔小柴胡湯方〕

柴胡 八兩　黄芩 三兩　人參 三兩　甘草 三兩炙　生薑 三兩切　半夏 半升洗　大棗 十二枚擘

右七味、以水一斗二升、煮取六升、去滓、再煎取三升、温服一升、日三服。

39 七一 太陽病、十日以去、脉浮而細、嗜臥者、外已解也。設胸滿脇痛者、與小柴胡湯。脉但浮者、與麻黄湯。三十三。（並用前方）

40 七二 傷寒脉浮緩、身不疼、但重、乍有輕時、無少陰證者、可與大青龍湯發之。三十四。（用前第三十一方）

41 七三 傷寒、表不解、心下有水氣、乾嘔、發熱而欬、或渴、或利、或噎、或小便不利、少腹滿、或喘者、宜小青龍湯。方三十五。

〔小青龍湯方〕

麻黄（二兩去節）　芍藥（二兩）　桂枝（二兩去皮）　甘草（二兩炙）　細辛（二兩）　五味子（半升）　半夏（半升洗）　乾薑（三兩）

右八味、以水一斗、先煮麻黄、減二升、去上沫、内諸藥、煮取三升、去滓、温服一升。若渴、去半夏、加栝樓根三兩。若微利、去麻黄、加蕘花如一雞子、熬令赤色。若噎、去麻黄、加附子一枚、炮。若小便不利、少腹滿、去麻黄、加茯苓四兩。若喘、去麻黄、加杏仁半升、去皮尖。且蕘花不治利、麻黄主喘、今此語反之、疑非仲景意。（注見第三卷中）

42 七四 傷寒心下有水氣、欬而微喘、發熱不渴、服湯已渴者、此寒去欲解也。屬小青龍湯證。三十六。（用前方）

43 七五 中風往来寒熱傷寒、五六日以後、胸脇苦滿、嘿嘿不欲飲食、煩心喜嘔、或胸中煩而不嘔、或渴、或腹中痛、或脇下痞鞕、或心下悸、小便不利、或不渴、身有微熱、或欬者、屬小柴胡湯證。三十七。（用前第三十二方）

44 七六 傷寒四五日、身熱、惡風、頸項强、脇下滿、手足温而渴者、屬小柴胡湯證。三十八。（用前第三十二方）

45 七七 傷寒六七日、發熱、微惡寒、支節煩疼、微嘔、心下支結、外證未去者、柴胡桂枝湯主之。方三十九。

〔柴胡桂枝湯方〕

柴胡（四兩）　黄芩（一兩半）　人參（一兩半）　桂枝（一兩半去皮）　生薑（一兩半切）　半夏（二合半洗）　芍藥（一兩半）　大棗（六枚擘）
甘草（一兩炙）

右九味、以水六升、煮取三升、去滓、温服一升、日三服。本云、人參湯。作如桂枝法、加半夏柴胡黄芩、如柴胡法。今著人參。作半劑。

46 七八 少陰病、得之二三日、麻黄附子甘草湯、微發汗、以二三日無證、故微發汗也。四十。

〔麻黄附子甘草湯方〕

麻黄二兩去根節　甘草二兩炙　附子一枚炮去皮破八片

右三味、以水七升、先煮麻黄一二沸、去上沫、内諸藥、煮取二升半、去滓、温服八合、日三服。

47 七九 脉浮、小便不利、微熱、消渇者、與五苓散、利小便發汗。四十一。

〔五苓散方〕

猪苓十八銖去皮　茯苓十八銖　白朮十八銖　澤瀉一兩六銖　桂枝半兩去皮

右五味、擣為散、以白飲和、服方寸匕、日三服。多飲煖水、汗出愈。

傷寒論　巻第八

仲景全書第八

漢　張仲景述　晉　王叔和撰次
宋　林　億校正
明　趙開美校刻
沈　琳同校

辨發汗後病脉證并治　第十七 合二十五法 方二十四首

太陽病、發汗、遂漏不止、悪風、小便難、四肢急、難以屈伸者、屬桂枝加附子湯。第一。六味前有八病證

太陽病、服桂枝湯、煩不解、先刺風池、風府、却與桂枝湯。第二。五味

服桂枝湯、汗出、脉洪大者、與桂枝湯。若形似瘧、一日再發者、屬桂枝二麻黃一湯。第三。七味

服桂枝湯、汗出後、煩渴不解、脉洪大者、屬白虎加人參湯。第四。五味

傷寒脉浮、自汗出、小便數、心煩、惡寒、脚攣急、與桂枝攻表。得之便厥、咽乾、煩躁吐逆、作甘草乾薑湯。厥愈、更作芍藥甘草湯、其脚即伸。若胃氣不和、與調胃承氣湯。若重發汗、加燒鍼者、與四逆湯。第五。甘草乾薑湯芍藥甘草湯並二味調胃承氣湯四逆湯並三味

太陽病、脉浮緊、無汗、發熱、身疼、八九日不解、服湯已、發煩必衄、宜麻黃湯。第六。四味

傷寒發汗已解、半日復煩、脉浮數者、屬桂枝湯證。第七。用前第二方

發汗後、身疼、脉沈遲者、屬桂枝加芍藥生薑各一兩人參三兩新加湯。第八。六味

發汗後、不可行桂枝湯、汗出而喘、無大熱者、可與麻黃杏子甘草石膏湯。第九。四味

發汗過多、其人叉手自冒心、心下悸欲得按者、屬桂枝甘草湯。第十。二味

發汗後、臍下悸、欲作奔豚、屬茯苓桂枝甘草大棗湯。第十一。四味甘爛水法附

發汗後、腹脹滿者、屬厚朴生薑半夏甘草人參湯。第十二。五味

發汗病不解、反惡寒者、虛也、屬芍藥甘草附子湯。第十三。三味

發汗後、不惡寒、但熱者、實也、當和胃氣、屬調胃承氣湯證。十四。用前第五方

太陽病、發汗後、大汗出、胃中乾、煩躁不得眠。若脉浮、小便不利、渴者、屬五苓散。第十五。五味

發汗已、脉浮數、煩渴者、屬五苓散證。第十六。用前第十五方

傷寒、汗出而渴者、宜五苓散。不渴者、屬茯苓甘草湯。第十七。四味

太陽病、發汗不解、發熱、心悸、頭眩、身瞤動、欲擗一作僻地者、屬真武湯。第十八。五味

傷寒汗出解之後、胃中不和、心下痞、乾噫、腹中雷鳴下利者、屬生薑瀉心湯。第十九。八味

傷寒汗出不解、心中痞、嘔吐下利者、屬大柴胡湯。第二十。八味

陽明病、自汗、若發其汗、小便自利、雖鞕不可攻、須自欲大便、宜蜜煎、若土瓜根、猪膽汁為導。第二十一。蜜煎一味猪膽方二味

太陽病三日、發汗不解、蒸蒸發熱者、屬調胃承氣湯證。第二十二。用前第五方

大汗出、熱不去、内拘急、四肢疼、又下利厥逆惡寒者、屬四逆湯證。第二十三。用前第五方

發汗後不解、腹滿痛者、急下之、宜大承氣湯。第二十四。四味

發汗多、亡陽讝語者、不可下、與柴胡桂枝湯和其榮衛、後自愈。第二十五。九味

1 八〇 二陽併病、太陽初得病時、發其汗、汗先出不徹、因轉屬陽明、續自微汗出、不惡寒。若太陽病證不罷者、不可下、下之為逆。如此可小發汗。設面色緣緣正赤者、陽氣怫鬱在表、當解之熏之。若發汗不徹、不足言、陽氣怫鬱不得越、當汗不汗、其人煩躁、不知痛處、乍在腹中、乍在四肢、按之不可得、其人短氣但坐、以汗出不徹故也、更發汗則愈。何以知汗出不徹、以脉濇故知也。

2 八一 未持脉時、病人叉手自冒心。師因教試令欬、而不即欬者、此必兩耳聾無聞也。所以然者、以重發汗、虛故如此。

3 八二 發汗後、飲水多必喘、以水灌之亦喘。

4 八三 發汗後、水藥不得入口、為逆。若更發汗、必吐下不止。

5 八四 陽明病、本自汗出。醫更重發汗、病已差、尚微煩不了了者、必大便鞕故也。以亡津液、胃中乾燥、故令大便鞕。當問小便日幾行、若本小便日三四行、今日再行、故知大便不久出。今為小便數少、以津液當還入胃中、故知不久必大便也。

6 八五 發汗多、若重發汗者、亡其陽、譫語、脉短者死。脉自和者不死。

7 八六 傷寒發汗已、身目為黄、所以然者、以寒濕（一作温）在裏不解故也。以為不可下也、於寒濕中求之。

8 八七 病人有寒、復發汗、胃中冷、必吐蚘。

9 八八 太陽病、發汗、遂漏不止、其人惡風、小便難、四肢微急、難以屈伸者、屬桂枝加附子湯。方一。

〔桂枝加附子湯方〕

桂枝（三兩去皮） 芍藥（三兩） 甘草（二兩炙） 生薑（三兩切） 大棗（十二枚擘） 附子（一枚炮）

右六味、以水七升、煮取三升、去滓、温服一升。本云桂枝湯、今加附子。

10 八九 太陽病、初服桂枝湯、反煩、不解者、先刺風池風府、却與桂枝湯則愈。方二。

〔桂枝湯方〕

桂枝（三兩去皮） 芍藥（三兩） 生薑（三兩切） 甘草（二兩炙） 大棗（十二枚擘）

右五味、以水七升、煮取三升、去滓、温服一升。須臾啜熱稀粥一升、以助藥力。

11 九〇 服桂枝湯、大汗出、脉洪大者、與桂枝湯、如前法。若形似瘧、一日再發者、汗出必解、屬桂枝二麻黃一湯。方三。

〔桂枝二麻黃一湯方〕

桂枝一兩十七銖　芍藥一兩六銖　麻黃十六銖去節　生薑一兩六銖　杏仁十六箇去皮尖　甘草一兩二銖炙　大棗五枚擘

右七味、以水五升、先煮麻黃一二沸、去上沫、內諸藥、煮取二升、去滓、温服一升、日再服。本云桂枝湯二分、麻黃湯一分、合為二升、分再服。今合為一方。

12 九一 服桂枝湯、大汗出後、大煩渴不解、脉洪大者、屬白虎加人參湯。方四。

〔白虎加人參湯方〕

知母六兩　石膏一斤碎綿裹　甘草二兩炙　粳米六合　人參二兩

右五味、以水一斗、煮米熟、湯成去滓、温服一升、日三服。

13 九二 傷寒脉浮、自汗出、小便數、心煩、微惡寒、脚攣急、反與桂枝、欲攻其表、此誤也。得之便厥、咽中乾、煩躁吐逆者、作甘草乾薑湯與之、以復其陽。若厥愈足温者、更作芍藥甘草湯與之、其脚即伸。若胃氣不和譫語者、少與調胃承氣湯。若重發汗、復加燒鍼者、與四逆湯。五。

〔甘草乾薑湯方〕

甘草四兩炙　乾薑二兩

右二味、以水三升、煮取一升五合、去滓、分温再服。

〔芍藥甘草湯方〕

白芍藥四兩　甘草四兩炙

右二味、以水三升、煮取一升五合、去滓、分温再服。

〔調胃承氣湯方〕

大黃四兩去皮清酒洗　甘草二兩炙　芒消半升

右三味、以水三升、煮取一升、去滓、内芒消、更上微火煮令沸、少少温服之。

〔四逆湯方〕

甘草二兩炙　乾薑一兩半　附子一枚生用去皮破八片

右三味、以水三升、煮取一升二合、去滓、分温再服。强人可大附子一枚、乾薑三兩。

14

九三

太陽病、脉浮緊、無汗、發熱、身疼痛、八九日不解、表證仍在、此當復發汗。服湯已微除、其人發煩目瞑、劇者必衄、衄乃解。所以然者、陽氣重故也。宜麻黄湯。方六。

〔麻黄湯方〕

麻黄（三兩去節）　桂枝（二兩去皮）　甘草（一兩炙）　杏仁（七十箇去皮尖）

右四味、以水九升、先煮麻黄、減二升、去上沫、内諸藥、煮取二升半、去滓、温服八合、覆取微似汗、不須啜粥。

15 九四 傷寒發汗已解、半日許復煩、脉浮數者、可更發汗、屬桂枝湯證。七。（用前第二方）

16 九五 發汗後、身疼痛、脉沈遲者、屬桂枝加芍藥生薑各一兩人參三兩新加湯。方八。

〔桂枝加芍藥生薑各一兩人參三兩新加湯方〕

桂枝（三兩去皮）　芍藥（四兩）　生薑（四兩）　甘草（二兩炙）　人參（三兩）　大棗（十二枚擘）

右六味、以水一斗二升、煮取三升、去滓、温服一升。本云桂枝湯、今加芍藥生薑人參。

17 九六 發汗後、不可更行桂枝湯。汗出而喘、無大熱者、可與麻黄杏子甘草石膏湯。方九。

〔麻黄杏子甘草石膏湯方〕

麻黄四両去節　杏仁五十箇去皮尖　甘草二両炙　石膏半斤碎

右四味、以水七升、先煮麻黄、減二升、去上沫、内諸藥、煮取二升、去滓、温服一升。本云、黄耳杯。

18 九七 發汗過多、其人叉手自冒心、心下悸欲得按者、屬桂枝甘草湯。方十。

〔桂枝甘草湯方〕

桂枝二両去皮　甘草二両炙

右二味、以水三升、煮取一升、去滓、頓服。

19 九八 發汗後、其人臍下悸者、欲作奔豚、屬茯苓桂枝甘草大棗湯。方十一。

〔茯苓桂枝甘草大棗湯方〕

茯苓半斤　桂枝四両去皮　甘草一両炙　大棗十五枚擘

右四味、以甘爛水一斗、先煮茯苓、減二升、内諸藥、煮取三升、去滓、温服一升、日三服。

作甘爛水法、取水二斗、置大盆内、以杓揚之、水上有珠子五六千顆相逐、取用之。

20 九九 發汗後、腹脹滿者、屬厚朴生薑半夏甘草人參湯。方十二。

〔厚朴生薑半夏甘草人參湯方〕

厚朴（半斤 炙）　生薑（半斤）　半夏（半斤 洗）　甘草（二兩 炙）　人參（一兩）

右五味、以水一斗、煮取三升、去滓、温服一升、日三服。

21 一〇〇 發汗病不解、反惡寒者、虛故也。屬芍藥甘草附子湯。方十三。

〔芍藥甘草附子湯方〕

芍藥（三兩）　甘草（三兩）　附子（一枚 炮去皮破六片）

右三味、以水三升、煮取一升二合、去滓、分温三服。疑非仲景方。

22 一〇一 發汗後、惡寒者、虛故也。不惡寒、但熱者、實也、當和胃氣、屬調胃承氣湯證。十四。（用前第五方一法用小承氣湯）

23 一〇二 太陽病、發汗後、大汗出、胃中乾、煩躁不得眠、欲得飲水者、少少與飲之、令胃氣和則愈。若脉浮、小便不利、微熱、消渴者、屬五苓散。方十五。

〔五苓散方〕

猪苓十八銖去皮　澤瀉一兩六銖　白朮十八銖　茯苓十八銖　桂枝半兩去皮

右五味、擣為散、以白飲和服方寸匕、日三服。多飲煖水、汗出愈。

24 一〇三 發汗已、脉浮數、煩渴者、屬五苓散證。十六。用前第十五方

25 一〇四 傷寒、汗出而渴者、宜五苓散。不渴者、屬茯苓甘草湯。方十七。

〔茯苓甘草湯方〕

茯苓二兩　桂枝二兩　甘草一兩炙　生薑一兩

右四味、以水四升、煮取二升、去滓、分温三服。

26 一〇五 太陽病發汗、汗出不解、其人仍發熱、心下悸、頭眩、身瞤動、振振欲擗一作僻地者、屬真武湯。方十八。

〔真武湯方〕

茯苓三兩　芍藥三兩　生薑三兩切　附子一枚炮去皮破八片　白朮二兩

右五味、以水八升、煮取三升、去滓、温服七合、日三服。

27 一〇六 傷寒汗出解之後、胃中不和、心下痞鞕、乾噫食臭、脇下有水氣、腹中雷鳴下利者、屬

生薑瀉心湯。方十九。

〔生薑瀉心湯方〕

生薑四兩　甘草三兩炙　人參三兩　乾薑一兩　黄芩三兩　半夏半升洗　黄連一兩　大棗十二枚擘

右八味、以水一斗、煮取六升、去滓、再煎取三升。温服一升、日三服。生薑瀉心湯、本云、理中人參黄芩湯、去桂枝、朮、加黄連、并瀉肝法。

28 一〇七 傷寒發熱、汗出不解、心中痞鞕、嘔吐而下利者、屬大柴胡湯。方二十。

〔大柴胡湯方〕

柴胡半斤　枳實四枚炙　生薑五兩　黄芩三兩　芍藥三兩　半夏半升洗　大棗十二枚擘

右七味、以水一斗二升、煮取六升、去滓再煎、取三升、温服一升、日三服。一方、加大黄二兩。若不加、恐不名大柴胡湯。

29 一〇八 陽明病、自汗出。若發汗、小便自利者、此為津液内竭、雖鞕不可攻之。須自欲大便、宜蜜煎導而通之。若土瓜根及大猪膽汁、皆可為導。二十一。

〔蜜煎方〕

食蜜七合

右一味、於銅器内微火煎、當須凝如飴狀、攪之勿令焦著、欲可丸、併手捻作挺、令頭鋭、大如指許、長二寸、當熱時急作、冷則鞕。以内穀道中、以手急抱、欲大便時乃去之。疑非仲景意。已試甚良。

又大猪膽一枚、瀉汁、和少許法醋、以灌穀道内、如一食頃、當大便出宿食惡物、甚效。

30 一〇九 太陽病三日、發汗不解、蒸蒸發熱者、屬胃也。屬調胃承氣湯證。二十二。用前第五方

31 一一〇 大汗出、熱不去、内拘急、四肢疼、又下利厥逆而惡寒者、屬四逆湯證。二十三。用前第五方

32 一一一 發汗後不解、腹滿痛者、急下之、宜大承氣湯。方二十四。

〔大承氣湯方〕

大黄四兩酒洗　厚朴半斤炙　枳實五枚炙　芒消三合

右四味、以水一斗、先煮二物、取五升、内大黄、更煮取二升、去滓、内芒消、更一二沸、分再服。得利者、止後服。

33 一一二 發汗多、亡陽讝語者、不可下、與柴胡桂枝湯和其榮衛、以通津液、後自愈。方二十五。

〔柴胡桂枝湯方〕

柴胡四兩　桂枝一兩半去皮　黄芩一兩半　芍藥一兩半　生薑一兩半　大棗六箇擘　人參一兩半　半夏二合半洗
甘草一兩炙

右九味、以水六升、煮取三升、去滓、温服一升、日三服。

辨不可吐　第十八 合四證

1 一一三 太陽病、當惡寒、發熱、今自汗出、反不惡寒、發熱、關上脉細數者、以醫吐之過也。若得病一二日吐之者、腹中飢、口不能食。三四日吐之者、不喜糜粥、欲食冷食、朝食暮吐、以醫吐之所致也、此為小逆。

2 一一四 太陽病吐之、但太陽病當惡寒、今反不惡寒、不欲近衣者、此為吐之内煩也。

3 一一五 少陰病、飲食入口則吐、心中温温欲吐、復不能吐。始得之、手足寒、脉弦遲者、此胸中實、不可下也。若膈上有寒飲、乾嘔者、不可吐也、當温之。

4 一一六 諸四逆厥者、不可吐之、虚家亦然。

辨可吐 第十九 合二法五證

1 一一七 大法、春宜吐。

2 一一八 凡用吐湯、中病便止、不必盡劑也。

3 一一九 病如桂枝證、頭不痛、項不强、寸脉微浮、胸中痞鞕、氣上撞咽喉不得息者、此為有寒、當吐之。一云此以内有久痰宜吐之

4 一二〇 病胸上諸實、一作寒胸中鬱鬱而痛、不能食、欲使人按之、而反有涎唾、下利日十餘行、其脉反遲、寸口脉微滑、此可吐之、吐之、利則止。

5 一二一 少陰病、飲食入口則吐。心中温温欲吐、復不能吐者、宜吐之。

6 一二二 宿食、在上管者、當吐之。

7 一二三 病手足逆冷、脉乍結、以客氣在胸中。心下満而煩、欲食不能食者、病在胸中、當吐之。

傷寒論　巻第九

仲景全書第九

漢　張仲景述
晉　王叔和撰次
宋　林　億校正
明　趙開美校刻
沈　琳同校

辨不可下病脉證并治　第二十 合四法 方六首

陽明病、潮熱、大便微鞕、與大承氣湯。若不大便六七日、恐有燥屎、與小承氣湯和之。第一。大承氣四味小承氣三味前有四十病證

傷寒中風、反下之、心下痞、醫復下之、痞益甚、屬甘草瀉心湯。第二。六味

下利、脉大者、虛也、以强下之也。設脉浮革、腸鳴者、屬當歸四逆湯。第三。（七味下有陽明病二證）

陽明病、汗自出。若發汗、小便利、津液内竭、雖鞕、不可攻。須自大便、宜蜜煎。若土瓜根、猪膽汁導之。第四。（蜜煎一味猪膽汁二味）

1 一二四 脉濡而弱、弱反在關、濡反在巔。微反在上、濇反在下。微則陽氣不足、濇則無血。陽氣反微、中風、汗出而反躁煩。濇則無血、厥而且寒。陽微則不可下、下之則心下痞鞕。

2 一二五 動氣在右、不可下。下之則津液内竭、咽燥、鼻乾、頭眩、心悸也。

3 一二六 動氣在左、不可下。下之則腹内拘急、食不下、動氣更劇。雖有身熱、臥則欲踡。

4 一二七 動氣在上、不可下。下之則掌握熱煩、身上浮冷、熱汗自泄、欲得水自灌。

5 一二八 動氣在下、不可下。下之則腹脹滿、卒起頭眩、食則下清穀、心下痞也。

6 一二九 咽中閉塞、不可下。下之則上輕下重、水漿不下、臥則欲踡、身急痛、下利日數十行。

7 一三〇 諸外實者、不可下。下之則發微熱、亡脉厥者、當齊握熱。

8 一三一 諸虛者、不可下。下之則大渴、求水者易愈。惡水者劇。

9 一三二 脉濡而弱、弱反在關、濡反在巔。弦反在上、微反在下。弦為陽運、微為陰寒。上實下虛、意欲得溫。微弦為虛、虛者不可下也。微則為欬、欬則吐涎、下之則欬止、而利因不休、利不休、則胸中如蟲齧、粥入則出、小便不利、兩脇拘急、喘息為難、頸背相引、臂則不仁、極寒反汗出、身冷若冰、眼睛不慧、語言不休、而穀氣多入、此為除中、（亦云消中）口雖欲言、舌不得前。

10 一三三 脉濡而弱、弱反在關、濡反在巔。浮反在上、數反在下。浮為陽虛、數為無血、浮為虛、數生熱。浮為虛、自汗出而惡寒。數為痛、振而寒慄。微弱在關、胸下為急、喘汗而不得呼吸、呼吸之中、痛在於脇、振寒相搏、形如瘧狀、醫反下之、故令脉數、發熱、狂走見鬼、心下為痞、小便淋漓、少腹甚鞕、小便則尿血也。

11 一三四 脉濡而緊、濡則衛氣微、緊則榮中寒。陽微衛中風、發熱而惡寒。榮緊胃氣冷、微嘔心内煩。醫謂有大熱、解肌而發汗。亡陽虛煩躁、心下苦痞堅。表裏俱虛竭、卒起而頭眩。客熱在皮膚、悵快不得眠。不知胃氣冷、緊寒在關元。技巧無所施、汲水灌其身。客熱應時罷、慄慄而振寒。重被而覆之、汗出而冒巔。體惕而又振、小便為微難。寒氣因水發、清穀不容間。嘔變反腸出、顛倒不得安。手足為微逆、身冷而内煩。遲欲從後救、安可復追還。

12 一三五 脉浮而大、浮為氣實、大為血虚。血虚為無陰、孤陽獨下陰部者、小便當赤而難、胞中當虚、今反小便利、而大汗出、法應衛家當微、今反更實、津液四射、榮竭血盡、乾煩而不得眠、血薄肉消、而成暴（一云黑）液。醫復以毒藥攻其胃、此為重虚、客陽去有期、必下如汗泥而死。

13 一三六 脉浮而緊、浮則為風、緊則為寒、風則傷衛、寒則傷榮、榮衛俱病、骨節煩疼、當發其汗、而不可下也。

14 一三七 趺陽脉遲而緩、胃氣如經也。趺陽脉浮而數、浮則傷胃、數則動脾、此非本病、醫特下之所為也。榮衛内陷其數先微、脉反但浮、其人必大便鞕、氣噫而除。何以言之。本以數脉動脾、其數先微、故知脾氣不治、大便鞕、氣噫而除。今脉反浮、其數改微、邪氣獨留、心中則飢、邪熱不殺穀、潮熱發渴、數脉當遲緩、脉因前後度數如法、病者則飢。

數脉不時、則生惡瘡也。

15 一三八 脉數者、久數不止、止則邪結、正氣不能復、正氣却結於藏、故邪氣浮之、與皮毛相得。脉數者、不可下、下之必煩利不止。

16 一三九 少陰病、脉微、不可發汗、亡陽故也。陽已虛、尺中弱濇者、復不可下之。

17 一四〇 脉浮大、應發汗、醫反下之、此為大逆也。

18 一四一 脉浮而大、心下反鞕、有熱屬藏者、攻之、不令發汗。屬府者、不令溲數。溲數則大便鞕、汗多則熱愈、汗少則便難、脉遲尚未可攻。

19 一四二 二陽併病、太陽初得病時、而發其汗、汗先出不徹、因轉屬陽明、續自微汗出、不惡寒。若太陽證不罷者、不可下、下之為逆。

20 一四三 結胸證、脉浮大者、不可下、下之即死。

21 一四四 太陽與陽明合病、喘而胸滿者、不可下。

22 一四五 太陽與少陽合病者、心下鞕、頸項强而眩者、不可下。

23 一四六 諸四逆厥者、不可下之。虛家亦然。

24 一四七 病欲吐者、不可下。

25 一四八 太陽病、有外證未解、不可下、下之為逆。

26 一四九 病發於陽、而反下之、熱入因作結胸。病發於陰、而反下之、因作痞。

27 一五〇 病脉浮而緊、而復下之、緊反入裏、則作痞。

28 一五一 夫病陽多者熱、下之則鞕。

29 一五二 本虚、攻其熱必噦。

30 一五三 無陽陰强、大便鞕者、下之必清穀腹滿。

31 一五四 太陰之為病、腹滿而吐、食不下、自利益甚、時腹自痛。下之必胸下結鞕。

32 一五五 厥陰之為病、消渇、氣上撞心、心中疼熱、飢而不欲食、食則吐蚘、下之利不止。

33 一五六 少陰病、飲食入口則吐。心中温温欲吐、復不能吐。始得之、手足寒、脉弦遲者、此胸中實、不可下也。

34 一五七 傷寒五六日、不結胸、腹濡、脉虚、復厥者、不可下、此亡血、下之死。

35 一五八 傷寒發熱、頭痛、微汗出。發汗、則不識人。熏之則喘、不得小便、心腹滿。下之則短氣、小便難、頭痛、背强。加温鍼則衄。

36 一五九 傷寒、脉陰陽倶緊、惡寒發熱、則脉欲厥。厥者、脉初来大、漸漸小、更来漸大、是其候也。如此者惡寒、甚者、翕翕汗出、喉中痛。若熱多者、目赤脉多、睛不慧、醫復發之、咽中則傷。若復下之、則兩目閉、寒多便清穀、熱多便膿血。若熏之、則身發黄。若熨之、則咽燥。若小便利者、可救之。若小便難者、為危殆。

37 一六〇 傷寒發熱、口中勃勃氣出、頭痛、目黄、衄不可制、貪水者必嘔、惡水者厥。若下之、咽中生瘡、假令手足温者、必下重便膿血。頭痛目黄者、若下之、則目閉。貪水者、若下之其脉必厥、其聲嚶、咽喉塞。若發汗、則戰慄、陰陽倶虚。惡水者、若下之、則裏冷不嗜食、大便完穀出。若發汗、則口中傷、舌上白胎、煩躁、脉數實、不大便、六七日後、必便血。若發汗、則小便自利也。

38 一六一 得病二三日、脉弱、無太陽柴胡證、煩躁、心下痞、至四日、雖能食、以承氣湯、少少與、微和之、令小安。至六日、與承氣湯一升。若不大便六七日、小便少、雖不大便、但頭鞕、後必溏、未定成鞕、攻之必溏。須小便利、屎定鞕、乃可攻之。

39 一六二 藏結、無陽證、不往来寒熱、其人反靜、舌上胎滑者、不可攻也。

40 一六三 傷寒嘔多、雖有陽明證、不可攻之。

41 一六四 陽明病、潮熱、大便微鞕者、可與大承氣湯。不鞕者、不可與之。若不大便六七日、恐有燥屎、欲知之法、少與小承氣湯、湯入腹中、轉失氣者、此有燥屎也、乃可攻之。若不轉失氣者、此但初頭鞕、後必溏、不可攻之、攻之必脹滿不能食也。欲飲水者、與水則噦。其後發熱者、大便必復鞕而少也、宜小承氣湯和之。不轉失氣者、慎不可攻也。

大承氣湯。方一。

〔大承氣湯方〕

大黄四兩　厚朴八兩炙　枳實五枚炙　芒消三合

右四味、以水一斗、先煮二味、取五升、下大黄、煮取二升、去滓、下芒消、再煮一二沸、分二服。利則止後服。

〔小承氣湯方〕

大黄四兩酒洗　厚朴二兩炙去皮　枳實三枚炙

右三味、以水四升、煮取一升二合、去滓、分温再服。

42 一六五 傷寒中風、醫反下之、其人下利、日數十行、穀不化、腹中雷鳴、心下痞鞕而滿、乾嘔心煩不得安。醫見心下痞、謂病不盡、復下之、其痞益甚。此非結熱、但以胃中虛、客氣上逆、故使鞕也。屬甘草瀉心湯。方二。

〔甘草瀉心湯方〕

甘草四兩炙　黄芩三兩　乾薑三兩　大棗十二枚擘　半夏半升洗　黄連一兩

右六味、以水一斗、煮取六升、去滓、再煎取三升、温服一升、日三服。有人參見第四巻中

43 一六六 下利、脉大者、虛也、以强下之故也。設脉浮革、因爾腸鳴者、屬當歸四逆湯。方三。

〔當歸四逆湯方〕

當歸三兩　桂枝三兩去皮　細辛三兩　甘草二兩炙　通草二兩　芍藥三兩　大棗二十五枚擘

右七味、以水八升、煮取三升、去滓、温服一升半、日三服。

44 一六七 陽明病、身合色赤、不可攻之。必發熱、色黄者、小便不利也。

45 一六八 陽明病、心下鞕滿者、不可攻之。攻之、利遂不止者死。利止者愈。

陽明病、自汗出。若發汗、小便自利者、此為津液内竭、雖鞕不可攻之。須自欲大便、宜蜜煎導而通之。若土瓜根及猪膽汁、皆可為導。方四。

〔蜜煎導方〕

食蜜七合

右一味、於銅器内微火煎、當須凝如飴狀、攪之勿令焦著。欲可丸、併手捻作挺、令頭鋭、大如指、長二寸許。當熱時急作、冷則鞕。以内穀道中、以手急抱、欲大便時乃去之。疑非仲景意、已試甚良。又大猪膽一枚、瀉汁、和少許法醋、以灌穀道内、如一食頃、當大便出宿食惡物、甚效。

辨可下病脉證并治　第二十一 合四十四法 方一十一首

陽明病、汗多者、急下之、宜大柴胡湯。第一。加大黄八味一法用小承氣湯前別有二法

少陰病、得之二三日、口燥咽乾者、急下之、宜大承氣湯。第二。四味

少陰病、六七日、腹滿、不大便者、急下之、宜大承氣湯。第三。用前第二方

少陰病、下利清水、心下痛、口乾者、可下之、宜大柴胡、大承氣湯。第四。大柴胡湯用前第一方 大承氣湯用前第二方

下利、三部脉平、心下鞕者、急下之、宜大承氣湯。第五。用前第二方

下利、脉遲滑者、內實也。利未止、當下之、宜大承氣湯。第六。用前第二方

陽明少陽合病、下利、脉不負者、順也。脉滑數者、有宿食、當下之、宜大承氣湯。第七。用前第二方

寸脉浮大、反濇、尺中微而濇、故知有宿食、當下之、宜大承氣湯。第八。用前第二方

下利、不欲食者、以有宿食、當下之、宜大承氣湯。第九。用前第二方

下利差、至其年月日時、復發者、以病不盡、當下之、宜大承氣湯。第十。用前第二方

病腹中滿痛、此為實、當下之、宜大承氣、大柴胡湯。第十一。大承氣用前第二方 大柴胡用前第一方

下利、脉反滑、當有所去、下乃愈、宜大承氣湯。第十二。用前第二方

腹滿不減、減不足言、當下之、宜大柴胡、大承氣湯。第十三。大柴胡用前第一方 大承氣用前第二方

傷寒後、脉沈、沈者、內實也、下之解、宜大柴胡湯。第十四。用前第一方

傷寒六七日、目中不了了、睛不和、無表裏證、大便難、身微熱者、實也。急下之、宜大承氣、

大柴胡湯。第十五。（大柴胡用前第一方 大承氣用前第二方）

太陽病未解、脉陰陽俱停、先振慄、汗出而解。陰脉微者、下之解、宜大柴胡湯。第十六。（用前第一方一法 用調胃承氣湯）

脉雙弦而遲者、心下鞕、脉大而緊者、陽中有陰也、可下之、宜大承氣湯。第十七。（用前第二方）

結胸者、項亦强、如柔痓狀、下之和。第十八。（結胸門用大陷胸丸）

病人無表裏證、發熱七八日、雖脉浮數者、可下之、宜大柴胡湯。第十九。（用前第一方）

太陽病、表證仍在、脉微而沈、不結胸、發狂、少腹滿、小便利、下血愈。宜下之以抵當湯。第二十。（四味）

太陽病、身黄、脉沈結、少腹鞕、小便自利、其人如狂、血證諦、屬抵當湯證。第二十一。（用前第二十方）

傷寒有熱、少腹滿、應小便不利、今反利、為有血、當下之、宜抵當丸。第二十二。（四味）

陽明病、但頭汗出、小便不利、身必發黄、宜下之、茵蔯蒿湯。第二十三。（三味）

陽明證、其人喜忘、必有畜血、大便色黑、宜抵當湯下之。第二十四。（用前第二十方）

汗出讝語、以有燥屎、過經可下之、宜大柴胡、大承氣湯。第二十五。（大柴胡用前第一方 大承氣用前第二方）

病人煩熱、汗出、如瘧狀、日晡發熱、脉實者、可下之、宜大柴胡、大承氣湯。第二十六。

大柴胡用前第一方
大承氣用前第二方

陽明病、讝語、潮熱、不能食、胃中有燥屎。若能食、但鞕耳。屬大承氣湯證。第二十七。用前第二方

下利讝語者、有燥屎也、屬小承氣湯。第二十八。三味

得病二三日、脉弱、無太陽柴胡證、煩躁、心下痞。小便利、屎定鞕、宜大承氣湯。第二十九。用前第二方一云大柴胡湯

太陽中風、下利、嘔逆、表解、乃可攻之。屬十棗湯。第三十。二味

太陽病不解、熱結膀胱、其人如狂、宜桃核承氣湯。第三十一。五味

傷寒七八日、身黄如橘子色、小便不利、腹微滿者、屬茵蔯蒿湯證。第三十二。用前第二十三方

傷寒發熱、汗出不解、心中痞鞕、嘔吐下利者、屬大柴胡湯證。第三十三。用前第一方

傷寒十餘日、熱結在裏、往来寒熱者、屬大柴胡湯證。第三十四。用前第一方

但結胸、無大熱、水結在胸脇也、頭微汗出者、屬大陷胸湯。第三十五。三味

傷寒六七日、結胸熱實、脉沈緊、心下痛者、屬大陷胸湯證。第三十六。用前第三十五方

陽明病、多汗、津液外出、胃中燥、大便必鞕、讝語、屬小承氣湯證。第三十七。用前第二十八方

陽明病、不吐下、心煩者、屬調胃承氣湯。第三十八。三味

陽明病、脉遲、雖汗出不惡寒、身必重、腹滿而喘、有潮熱、大便鞕、大承氣湯主之。若汗出多、微發熱惡寒、桂枝湯主之。熱不潮、腹大滿不通、與小承氣湯。三十九。（大承氣湯用前第二方小承氣湯用前第二十八方桂枝湯五味）

陽明病、潮熱、大便微鞕、與大承氣湯。若不大便六七日、恐有燥屎、與小承氣湯。若不轉氣、不可攻之。後發熱、大便復鞕者、宜以小承氣湯和之。第四十。（並用前方）

陽明病、讝語、潮熱、脉滑疾者、屬小承氣湯證。第四十一。（用前第二十八方）

二陽併病、太陽證罷、但發潮熱、汗出、大便難、讝語者、下之愈、宜大承氣湯。第四十二。（用前第二方）

病人小便不利、大便乍難乍易、微熱喘冒者、屬大承氣湯證。第四十三。（用前第二方）

大下、六七日不大便、煩不解、腹滿痛者、屬大承氣湯證。第四十四。（用前第二方）

1 一七〇 大法、秋宜下。

2 一七一 凡可下者、用湯勝丸散、中病便止、不必盡劑也。

3 一七二 陽明病、發熱、汗多者、急下之、宜大柴胡湯。方一。（一法用小承氣湯）

〔大柴胡湯方〕

柴胡（八兩）　枳實（四枚炙）　生薑（五兩）　黃芩（三兩）　芍藥（三兩）　大棗（十二枚擘）　半夏（半升洗）

右七味、以水一斗二升、煮取六升、去滓、更煎取三升、温服一升、日三服。一方云、加大黃二兩。若不加、恐不成大柴胡湯。

4 一七三 少陰病、得之二三日、口燥咽乾者、急下之、宜大承氣湯。方二。

〔大承氣湯方〕

大黃（四兩酒洗）　厚朴（半斤炙去皮）　枳實（五枚炙）　芒消（三合）

右四味、以水一斗、先煮二物、取五升、内大黃、更煮取二升、去滓。内芒消、更上微火一兩沸、分温再服。得下、餘勿服。

5 一七四 少陰病、六七日、腹滿、不大便者、急下之、宜大承氣湯。三。（用前第二方）

6 一七五 少陰病、下利清水、色純青、心下必痛、口乾燥者、可下之、宜大柴胡、大承氣湯。四。（用前第二方）

7 一七六 下利、三部脈皆平、按之心下鞕者、急下之、宜大承氣湯。五。用前第二方

8 一七七 下利、脈遲而滑者、内實也。利未欲止、當下之、宜大承氣湯。六。用前第二方

9 一七八 陽明少陽合病、必下利。其脈不負者、為順也。負者、失也。互相尅賊、名為負也。脈滑而數者、有宿食、當下之、宜大承氣湯。七。用前第二方

10 一七九 問曰、人病有宿食、何以別之。師曰、寸口脈浮而大、按之反濇、尺中亦微而濇、故知有宿食、當下之、宜大承氣湯。八。用前第二方

11 一八〇 下利、不欲食者、以有宿食故也、當下之、宜大承氣湯。九。用前第二方

12 一八一 下利差、至其年月日時、復發者、以病不盡故也、當下之、宜大承氣湯。十。用前第二方

13 一八二 病復中滿痛者、此為實也、當下之、宜大承氣、大柴胡湯。十一。用前第一第二方

14 一八三 下利、脈反滑、當有所去、下乃愈、宜大承氣湯。十二。用前第二方

15 一八四 腹滿不減、減不足言、當下之、宜大柴胡、大承氣湯。十三。用前第一第二方

16 一八五 傷寒後、脈沈、沈者、内實也、下之解、宜大柴胡湯。十四。用前第一方

17 一八六 傷寒六七日、目中不了了、睛不和、無表裏證、大便難、身微熱者、此為實也。急下之、

宜大承氣、大柴胡湯。十五。（用前第一第二方）

18 一八七 太陽病未解、脉陰陽倶停（一作微）必先振慄、汗出而解。但陰脉微（一作尺脉實）者、下之而解。宜大柴胡湯。十六。（用前第一方一法用調胃承氣湯）

19 一八八 脉雙弦而遲者、必心下鞕。脉大而緊者、陽中有陰也、可下之、宜大承氣湯。十七。（用前第二方）

20 一八九 結胸者、項亦强、如柔痓狀、下之則和。十八。（結胸門用大陷胸丸）

21 一九〇 病人無表裏證、發熱七八日、雖脉浮數者、可下之。宜大柴胡湯。十九。（用前第一方）

22 一九一 太陽病、六七日表證仍在、脉微而沈、反不結胸。其人發狂者、以熱在下焦、少腹當鞕滿、而小便自利者、下血乃愈。所以然者、以太陽隨經、瘀熱在裏故也。宜下之以抵當湯。方二十。

〔抵當湯方〕

水蛭（三十枚熬）　桃仁（二十枚去皮尖）　䖟蟲（三十枚去翅足熬）　大黄（三兩去皮破六片）

右四味、以水五升、煮取三升、去滓、温服一升、不下者、更服。

23 一九二 太陽病、身黃、脉沈結、少腹鞕滿、小便不利者、為無血也。小便自利、其人如狂者、血證諦、屬抵當湯證。二十一。（用前第二十方）

24 一九三 傷寒有熱、少腹滿、應小便不利、今反利者、為有血也。當下之。宜抵當丸。方二十二。

〔抵當丸方〕

大黃（三兩）　桃仁（二十五箇去皮尖）　蝱蟲（去翅足熬）　水蛭（各二十箇熬）

右四味、擣篩、為四丸。以水一升、煮一丸、取七合服之。晬時、當下血。若不下者、更服。

25 一九四 陽明病、發熱、汗出者、此為熱越、不能發黃也。但頭汗出、身無汗、劑頸而還、小便不利、渴引水漿者、以瘀熱在裏、身必發黃、宜下之以茵蔯蒿湯。方二十三。

〔茵蔯蒿湯方〕

茵蔯蒿（六兩）　梔子（十四箇擘）　大黃（二兩破）

右三味、以水一斗二升、先煮茵蔯、減六升。內二味、煮取三升、去滓、分温三服。小便當利、尿如皁莢汁狀、色正赤、一宿腹減、黃從小便去也。

26 一九五 陽明證、其人喜忘者、必有畜血。所以然者、本有久瘀血、故令喜忘。屎雖鞕、大便反易、其色必黑、宜抵當湯下之。二十四。用前第二十方

27 一九六 汗一作臥出讝語者、以有燥屎在胃中、此為風也。須下者、過經乃可下之。下之若早者、語言必亂、以表虛裏實故也。下之愈、宜大柴胡、大承氣湯。二十五。用前第一第二方

28 一九七 病人煩熱、汗出則解。又如瘧狀、日晡所發熱者、屬陽明也。脉實者、可下之。宜大柴胡、大承氣湯。二十六。用前第一第二方

29 一九八 陽明病、讝語、有潮熱、反不能食者、胃中有燥屎五六枚也。若能食者、但鞕耳、屬大承氣湯證。二十七。用前第二方

30 一九九 下利讝語者、有燥屎也、屬小承氣湯。方二十八。

〔小承氣湯方〕

大黃四兩　厚朴二兩炙去皮　枳實三枚炙

右三味、以水四升、煮取一升二合、去滓、分温再服。若更衣者、勿服之。

31 二〇〇 得病二三日、脉弱、無太陽柴胡證、煩躁、心下痞。至四五日、雖能食、以承氣湯、少

少與、微和之、令小安。至六日、與承氣湯一升。若不大便六七日、小便少者、雖不大便、但初頭鞕、後必溏、此未定成鞕也。攻之必溏。須小便利、屎定鞕、乃可攻之、宜大承氣湯。二十九。（用前第二方一云大柴胡湯）

32 二〇一 太陽病中風、下利、嘔逆、表解者、乃可攻之。其人漐漐汗出、發作有時、頭痛、心下痞鞕滿、引脇下痛、乾嘔則短氣、汗出不惡寒者、此表解裏未和也、屬十棗湯。方三十。

〔十棗湯方〕

芫花（熬赤）　甘遂　大戟（各等分）

右三味、各異擣篩科已、合治之、以水一升半、煮大肥棗十枚、取八合、去棗、内藥末、强人服重一錢七、羸人半錢、温服之。平旦服。若下少、病不除者、明日更服加半錢。

得快下利後、糜粥自養。

33 二〇二 太陽病不解、熱結膀胱、其人如狂、血自下、下者愈。其外未解者、尚未可攻、當先解其外。外解已、但少腹急結者、乃可攻之、宜桃核承氣湯。方三十一。

〔桃核承氣湯方〕

桃仁 五十枚 去皮尖　大黄 四兩　甘草 二兩 炙　芒消 二兩　桂枝 二兩 去皮

右五味、以水七升、煮四物、取二升半、去滓、内芒消、更上火煎微沸、先食温服五合、日三服、當微利。

34 二〇三 傷寒七八日、身黄如橘子色、小便不利、腹微満者、屬茵蔯蒿湯證。三十二。用前第二十三方

35 二〇四 傷寒發熱、汗出不解、心中痞鞕、嘔吐而下利者、屬大柴胡湯證。三十三。用前第一方

36 二〇五 傷寒十餘日、熱結在裏、復往来寒熱者、屬大柴胡湯證。三十四。用前第一方

37 二〇六 但結胸、無大熱者、以水結在胸脇也、但頭微汗出者、屬大陥胸湯。方三十五。

〔大陥胸湯方〕

大黄 六兩　芒消 一升　甘遂末 一錢七

右三味、以水六升、先煮大黄、取二升、去滓、内芒消、更煮一二沸、内甘遂末、温服一升。

38 二〇七 傷寒六七日、結胸熱實、脉沈而緊、心下痛、按之石鞕者、屬大陥胸湯證。三十六。

用前第三十五方

39 二〇八 陽明病、其人多汗、以津液外出、胃中燥、大便必鞕、鞕則譫語、屬小承氣湯證。三十七。用前第二十八方

40 二〇九 陽明病、不吐、不下、心煩者、屬調胃承氣湯。方三十八。

〔調胃承氣湯方〕

大黃四兩酒洗　甘草二兩炙　芒消半升

右三味、以水三升、煮取一升、去滓、内芒消、更上火微煮令沸、温頓服之。

41 二一〇 陽明病、脉遲、雖汗出不惡寒者、其身必重、短氣、腹滿而喘、有潮熱者、此外欲解、可攻裏也。手足濈然汗出者、此大便已鞕也。大承氣湯主之。若汗出多、微發熱惡寒者、外未解也。桂枝湯主之。其熱不潮、未可與承氣湯。若腹大滿不通者、與小承氣湯。微和胃氣、勿令至大泄下。三十九。大承氣湯用前第二方小承氣用前第二十八方

〔桂枝湯方〕

桂枝去皮　芍藥　生薑切各三兩　甘草二兩炙　大棗十二枚擘

右五味、以水七升、煮取三升、去滓、温服一升。服湯後、飲熱稀粥一升餘、以助藥力、取微似汗。

42 二一一 陽明病、潮熱、大便微鞕者、可與大承氣湯。不鞕者、不可與之。若不大便六七日、恐有燥屎、欲知之法、少與小承氣湯、湯入腹中、轉失氣者、此有燥屎也、乃可攻之。若不轉失氣者、此但初頭鞕、後必溏、不可攻之、攻之必脹滿不能食也。欲飲水者、與水則噦、其後發熱者、大便必復鞕而少也、宜以小承氣湯和之。不轉失氣者、慎不可攻也。四十。（並用前方）

43 二一二 陽明病、譫語、發潮熱、脉滑而疾者、小承氣湯主之。因與承氣湯一升、腹中轉氣者、更服一升。若不轉氣者、勿更與之。明日又不大便、脉反微濇者、裏虚也、為難治、不可更與承氣湯。四十一。（用前第二十八方）

44 二一三 二陽併病、太陽證罷、但發潮熱、手足漐漐汗出、大便難而譫語者、下之則愈、宜大承氣湯。四十二。（用前第二方）

45 二一四 病人小便不利、大便乍難乍易、時有微熱、喘冒不能臥者、有燥屎也、屬大承氣湯證。

四十三。（用前第二方）

46 二一五 大下後、六七日不大便、煩不解、腹滿痛者、此有燥屎也。所以然者、本有宿食故也、屬大承氣湯證、四十四。（用前第二方）

傷寒論　巻第十

仲景全書第十

漢　張仲景述
晉　王叔和撰次
宋　林　億校正
明　趙開美校刻
沈　琳　同校

辨發汗吐下後病脉證并治　第二十二 合四十八法 方三十九首

太陽病八九日、如瘧狀、熱多寒少、不嘔、清便、脉微而惡寒者、不可更發汗吐下也、以其不得小汗、身必癢、屬桂枝麻黄各半湯。第一。七味前有二十二病證

服桂枝湯、或下之、仍頭項強痛、發熱、無汗、心下滿痛、小便不利、屬桂枝去桂加茯苓白朮湯。

第二。六味

太陽病、發汗不解、而下之、脉浮者、為在外、宜桂枝湯。第三。五味

下之後、復發汗、晝日煩躁、夜安靜、不嘔、不渴、無表證、脉沈微者、屬乾薑附子湯。第四。二味

傷寒、若吐下後、心下逆滿、氣上衝胸、起則頭眩、脉沈緊、發汗則身為振搖者、屬茯苓桂枝白朮甘草湯。第五。四味

發汗、若下之、病不解、煩躁者、屬茯苓四逆湯。第六。五味

發汗、吐下後、虛煩不眠、若劇者、反覆顛倒、心中懊憹、屬梔子豉湯。少氣者、梔子甘草豉湯、嘔者、梔子生薑豉湯。第七。梔子豉湯二味梔子甘草豉湯梔子生薑豉湯並三味

發汗、下之、而煩熱胸中窒者、屬梔子豉湯證。第八。用上初方

太陽病、過經十餘日、心下欲吐、胸中痛、大便溏、腹滿、微煩、先此時極吐下者、與調胃承氣湯。第九。三味

太陽病、重發汗、復下之、不大便五六日、舌上燥而渴、日晡潮熱、心腹鞕滿痛不可近者、屬大陷胸湯。第十。三味

傷寒五六日、發汗復下之、胸脇滿微結、小便不利、渴而不嘔、頭汗出、寒熱、心煩者、屬柴胡

桂枝乾薑湯。第十一。七味

傷寒發汗、吐下、解後、心下痞鞕、噫氣不除者、屬旋復代赭湯。第十二。七味

傷寒下之、復發汗、心下痞、惡寒、表未解也。表解乃可攻痞、解表宜桂枝湯、攻痞宜大黄黄連瀉心湯。第十三。桂枝湯用前第三方 大黄瀉心湯二味

傷寒吐下後、七八日不解、熱結在裏、表裏俱熱、惡風、大渇、舌上燥而煩、欲飲水數升者、屬白虎加人參湯。第十四。五味

傷寒吐下後、不解、不大便至十餘日、日晡發潮熱、不惡寒、如見鬼狀。劇者不識人、循衣摸牀、惕而不安、微喘直視、發熱讝語者、屬大承氣湯。第十五。四味

三陽合病、腹滿、身重、口不仁、面垢、讝語遺尿。發汗則讝語、下之則額上汗、手足逆冷、自汗出者、屬白虎湯。第十六。四味

陽明病、脉浮緊、咽燥、口苦、腹滿而喘、發熱汗出、反惡熱、身重。若發汗則讝語、加温鍼必怵惕、煩躁不眠、若下之、則心中懊憹、舌上胎者、屬梔子豉湯證。第十七。用前第七方

陽明病、下之、心中懊憹而煩、胃中有燥屎、可攻、宜大承氣湯。第十八。用前第十五方

太陽病、吐下發汗後、微煩、小便數、大便鞕者、與小承氣湯和之。第十九。三味

大汗大下而厥者、屬四逆湯。第二十。三味
太陽病、下之、氣上衝者、與桂枝湯。第二十一。用前第三方
太陽病、下之後、脉促、胸滿者、屬桂枝去芍藥湯。第二十二。四味
若微寒者、屬桂枝去芍藥加附子湯。第二十三。五味
太陽桂枝證、反下之、利不止、脉促、喘而汗出者、屬葛根黄芩黄連湯。第二十四。四味
太陽病、下之微喘者、表未解也、屬桂枝加厚朴杏子湯。第二十五。七味
傷寒不大便六七日、頭痛有熱者、與承氣湯。小便清者、一云大便青知不在裏、當發汗、宜桂枝湯。第二十六。用前第三方
傷寒五六日、下之後、身熱不去、心中結痛者、屬梔子豉湯證。第二十七。用前第七方
傷寒下後、心煩、腹滿、臥起不安、屬梔子厚朴湯。第二十八。三味
傷寒、以丸藥下之、身熱不去、微煩者、屬梔子乾薑湯。第二十九。二味
傷寒下之、續得下利不止、身疼痛、急當救裏。後身疼痛、清便自調者、急當救表。救裏宜四逆湯、救表宜桂枝湯。第三十。並用前方
太陽病、過經十餘日、二三下之、柴胡證仍在、與小柴胡。嘔止小安、鬱鬱微煩者、可與大柴胡

湯。第三十一。八味
傷寒十三日不解、胸脇滿而嘔、日晡發潮熱、微利。潮熱者、實也。先服小柴胡湯以解外、後以柴胡加芒消湯主之。第三十二。八味
傷寒十三日、過經、譫語、有熱也。若小便利、當大便鞕、而反利者、知以丸藥下之也。脉和者、内實也、屬調胃承氣湯證。第三十三。用前第九方
傷寒八九日、下之、胸滿、煩驚、小便不利、譫語、身重、不可轉側者、屬柴胡加龍骨牡蠣湯。第三十四。十二味
火逆下之、因燒鍼煩躁者、屬桂枝甘草龍骨牡蠣湯。第三十五。四味
太陽病、脉浮而動數、頭痛發熱、盜汗、惡寒、反下之、膈内拒痛、短氣躁煩、心中懊憹、心下因鞕、則為結胸、屬大陷胸湯證。第三十六。用前第十方
傷寒五六日、嘔而發熱者、小柴胡湯證具、以他藥下之、柴胡證仍在者、復與柴胡湯、必蒸蒸而振、却發熱汗出而解。若心滿而鞕痛者。此為結胸、大陷胸湯主之。但滿而不痛者、為痞、屬半夏瀉心湯。第三十七。七味
本以下之、故心下痞、其人渴而口燥煩、小便不利者、屬五苓散。第三十八。五味

傷寒中風、下之、其人下利、日數十行、腹中雷鳴、心下痞鞕、乾嘔、心煩。復下之、其痞益甚、屬甘草瀉心湯。第三十九。六味

傷寒服藥、下利不止、心下痞鞕、復下之、利不止。與理中、利益甚、屬赤石脂禹餘粮湯。第四十。二味

太陽病、外證未除、數下之、遂協熱而利、利不止、心下痞鞕、表裏不解、屬桂枝人參湯。第四十一。五味

下後、不可更行桂枝湯。汗出而喘、無大熱者、屬麻黄杏子甘草石膏湯。第四十二。四味

陽明病、下之、外有熱、手足温、心中懊憹、飢不能食、但頭汗出、屬梔子豉湯證。第四十三。用前第七方

傷寒吐後、腹脹滿者、屬調胃承氣湯證。第四十四。用前第九方

病人無表裏證、發熱七八日、脉雖浮數、可下之。假令已下、脉數不解、不大便者、有瘀血、屬抵當湯。第四十五。四味

本太陽病、反下之、腹滿痛、屬太陰也、屬桂枝加芍藥湯。第四十六。五味

傷寒六七日、大下、寸脉沈而遲、手足厥、下部脉不至、喉咽不利、唾膿血者、屬麻黄升麻湯。

第四十七。十四味

傷寒本自寒下、復吐下之、食入口即吐、屬乾薑黄芩黄連人參湯。第四十八。四味

1 二一六 師曰、病人脉微而濇者、此為醫所病也。大發其汗、又數大下之、其人亡血、病當惡寒、後乃發熱、無休止時。夏月盛熱、欲著複衣、冬月盛寒、欲裸其身、所以然者、陽微則惡寒、陰弱則發熱。此醫發其汗、使陽氣微、又大下之、令陰氣弱、五月之時、陽氣在表、胃中虛冷以陽氣内微、不能勝冷、故欲著複衣。十一月之時、陽氣在裏、胃中煩熱、以陰氣内弱、不能勝熱、故欲裸其身。又陰脉遲濇、故知亡血也。

2 二一七 寸口脉浮大、而醫反下之、此為大逆。浮則無血、大則為寒、寒氣相摶、則為腸鳴。醫乃不知、而反飲冷水、令汗大出、水得寒氣、冷必相摶、其人則䭇。

3 二一八 太陽病三日、已發汗、若吐、若下、若温鍼、仍不解者、此為壞病、桂枝不中與之也。觀其脉證、知犯何逆、隨證治之。

4 二一九 脉浮數者、法當汗出而愈。若下之、身重、心悸者、不可發汗、當自汗出乃解。所以然者、尺中脉微、此裏虛。須表裏實、津液和、便自汗出愈。

5 二二〇 凡病、若發汗、若吐、若下、若亡血、無津液、陰陽脉自和者、必自愈。

6 二二一 大下之後、復發汗、小便不利者、亡津液故也。勿治之、得小便利、必自愈。

7 二二二 下之後、復發汗、必振寒、脉微細。所以然者、以内外俱虛故也。

8 二二三 本發汗、而復下之、此為逆也。若先發汗、治不為逆。本先下之、而反汗之、為逆。若先下之、治不為逆。

9 二二四 太陽病、先下而不愈、因復發汗。以此表裏俱虛、其人因致冒、冒家汗出自愈。所以然者、汗出表和故也。得表和、然後復下之。

10 二二五 得病六七日、脉遲浮弱、惡風寒、手足温、醫二三下之、不能食而脇下滿痛、面目及身黄、頸項强、小便難者、與柴胡湯、後必下重。本渴飲水而嘔者、柴胡不中與也、食穀者噦。

11 二二六 太陽病、二三日、不能臥、但欲起、心下必結、脉微弱者、此本有寒分也。反下之、若利止、必作結胸。未止者、四日復下之、此作協熱利也。

12 二二七 太陽病、下之、其脉促、（一作縱）不結胸者、此為欲解也。脉浮者、必結胸。脉緊者、必咽痛。脉弦者、必兩脇拘急。脉細數者、頭痛未止。脉沈緊者、必欲嘔。脉沈滑者、協熱利。脉浮滑者、必下血。

13 二二八 太陽、少陽併病、而反下之、成結胸。心下鞕、下利不止、水漿不下、其人心煩。

14 二二九 脉浮而緊、而復下之、緊反入裏、則作痞。按之自濡、但氣痞耳。

15 二三〇 傷寒吐下發汗後、虚煩、脉甚微、八九日心下痞鞕、脇下痛、氣上衝咽喉、眩冒、經脉動惕者、久而成痿。

16 二三一 陽明病、能食、下之不解者、其人不能食、若攻其熱必噦。所以然者、胃中虚冷故也。以其人本虚。攻其熱必噦。

17 二三二 陽明病、脉遲、食難用飽。飽則發煩頭眩、必小便難、此欲作穀疸、雖下之、腹滿如故。所以然者、脉遲故也。

18 二三三 夫病陽多者熱、下之則鞕、汗多、極發其汗亦鞕。

19 二三四 太陽病、寸緩、關浮、尺弱、其人發熱汗出、復惡寒、不嘔、但心下痞者、此以醫下之也。

20 二三五 太陰之為病、腹滿而吐、食不下、自利益甚、時腹自痛。若下之、必胸下結鞕。

21 二三六 傷寒、大吐、大下之、極虛、復極汗者、其人外氣怫鬱、復與之水以發其汗、因得噦。所以然者、胃中寒冷故也。

22 二三七 吐、利、發汗後、脉平、小煩者、以新虛不勝穀氣故也。

23 二三八 太陽病、醫發汗、遂發熱、惡寒。因復下之、心下痞。表裏俱虛、陰陽氣並竭、無陽則陰獨。復加燒鍼、因胸煩、面色青黃、膚瞤者、難治。今色微黃、手足温者、易愈。

24 二三九 太陽病、得之八九日、如瘧狀、發熱惡寒、熱多寒少、其人不嘔、清便欲自可、一日二三度發。脉微緩者、為欲愈也。脉微而惡寒者、此陰陽俱虛、不可更發汗、更下、更吐也。面色反有熱色者、未欲解也、以其不能得小汗出、身必癢、屬桂枝麻黃各半湯。方一。

〔桂枝麻黃各半湯方〕

桂枝一兩十六銖　芍藥一兩　生薑一兩切　甘草一兩炙　麻黃一兩去節　大棗四枚擘　杏仁二十四箇湯浸去皮尖及兩人者

右七味、以水五升、先煮麻黃一二沸、去上沫、内諸藥、煮取一升八合、去滓、温服六合。本云桂枝湯三合、麻黃湯三合、併為六合、頓服。

25 二四〇 服桂枝湯、或下之、仍頭項强痛、翕翕發熱、無汗、心下滿微痛、小便不利者、屬桂枝去桂加茯苓白朮湯。方二。

〔桂枝去桂加茯苓白朮湯方〕

芍藥三兩　甘草二兩炙　生薑三兩切　白朮三兩　茯苓三兩　大棗十二枚擘

右六味、以水八升、煮取三升、去滓、温服一升、小便利則愈。本云桂枝湯、今去桂枝、加茯苓白朮。

26 二四一 太陽病、先發汗不解、而下之、脉浮者不愈。浮為在外、而反下之、故令不愈。今脉浮、故在外、當須解外則愈、宜桂枝湯。方三。

〔桂枝湯方〕

桂枝三兩去皮　芍藥三兩　生薑三兩切　甘草二兩炙　大棗十二枚擘

右五味、以水七升、煮取三升、去滓、温服一升、須臾啜熱稀粥一升、以助藥力、取汗。

27 二四二 下之後、復發汗、晝日煩躁不得眠、夜而安靜、不嘔、不渴、無表證、脉沈微、身無大熱者、屬乾薑附子湯。方四。

〔乾薑附子湯方〕

乾薑一兩　附子一枚生用去皮破八片

右二味、以水三升、煮取一升、去滓頓服。

28 二四三 傷寒、若吐、若下後、心下逆滿、氣上衝胸、起則頭眩、脉沈緊、發汗則動經、身為振振搖者、屬茯苓桂枝白朮甘草湯。方五。

〔茯苓桂枝白朮甘草湯方〕

茯苓四兩　桂枝三兩去皮　白朮二兩　甘草二兩炙

右四味、以水六升、煮取三升、去滓、分温三服。

29 二四四 發汗、若下之後、病仍不解、煩躁者、屬茯苓四逆湯。方六。

〔茯苓四逆湯方〕

茯苓四兩　人參一兩　附子一枚生用去皮破八片　甘草二兩炙　乾薑一兩半

右五味、以水五升、煮取二升、去滓、温服七合、日三服。

30

二四五

發汗、吐下後、虚煩不得眠、若劇者、必反覆顛倒、心中懊憹、屬梔子豉湯。若少氣者、梔子甘草豉湯。若嘔者、梔子生薑豉湯。七。

〔梔子豉湯方〕

肥梔子十四枚擘　香豉四合綿裹

右二味、以水四升、先煮梔子、得二升半、内豉、煮取一升半、去滓、分為二服、温進一服、得吐者、止後服。

〔梔子甘草豉湯方〕

肥梔子十四箇擘　甘草二兩炙　香豉四合綿裹

右三味、以水四升、先煮二味、取二升半、内豉、煮取一升半、去滓、分二服、温進一服、得吐者、止後服。

〔梔子生薑豉湯方〕

肥梔子（十四箇擘）　生薑（五兩切）　香豉（四合綿裹）

右三味、以水四升、先煮二味、取二升半、内豉、煮取一升半、去滓、分二服、温進一服、得吐者、止後服。

31 二四六 發汗、若下之、而煩熱胸中窒者、屬梔子豉湯證。八。（用前初方）

32 二四七 太陽病、過經十餘日、心下温温欲吐而胸中痛、大便反溏、腹微滿、鬱鬱微煩。先此時極吐下者、與調胃承氣湯。若不爾者、不可與。但欲嘔、胸中痛、微溏者、此非柴胡湯證、以嘔故知極吐下也。調胃承氣湯。方九。

〔調胃承氣湯方〕

大黄（四兩酒洗）　甘草（二兩炙）　芒消（半升）

右三味、以水三升、煮取一升、去滓、内芒消、更上火令沸、頓服之。

33 二四八 太陽病、重發汗而復下之、不大便五六日、舌上燥而渴、日晡所小有潮熱、（一云日晡所發心胸大煩）從心下至少腹鞕滿而痛不可近者、屬大陷胸湯。方十。

〔大陥胸湯方〕

大黄 六両去皮酒洗　芒消 一升　甘遂末 一銭七

右三味、以水六升、煮大黄、取二升、去滓、内芒消、煮両沸、内甘遂末、温服一升。得快利、止後服。

34 二四九 傷寒五六日、已發汗而復下之、胸脇満微結、小便不利、渇而不嘔、但頭汗出、往来寒熱、心煩者、此為未解也、屬柴胡桂枝乾薑湯。方十一。

〔柴胡桂枝乾薑湯方〕

柴胡 半斤　桂枝 三両去皮　乾薑 二両　栝樓根 四両　黄芩 三両　甘草 二両炙　牡蠣 二両熬

右七味、以水一斗二升、煮取六升、去滓、再煎取三升、温服一升。日三服、初服微煩、後汗出便愈。

35 二五〇 傷寒發汗、若吐、若下、解後、心下痞鞕、噫氣不除者、屬旋復代赭湯。方十二。

〔旋復代赭湯方〕

旋復花 三両　人参 二両　生薑 五両　代赭 一両　甘草 三両炙　半夏 半升洗　大棗 十二枚擘

右七味、以水一斗、煮取六升、去滓、再煎取三升、温服一升、日三服。

36 二五一 傷寒大下之復發汗、心下痞、惡寒者、表未解也。不可攻痞、當先解表、表解乃攻痞。解表宜桂枝湯、用前方。攻痞宜大黄黄連瀉心湯。方十三。

〔大黄黄連瀉心湯方〕

大黄（二兩 酒洗）　黄連（一兩）

右二味、以麻沸湯二升漬之、須臾絞去滓、分温再服。（有黄芩見第四巻中）

37 二五二 傷寒若吐下後、七八日不解、熱結在裏、表裏倶熱、時時惡風、大渴、舌上乾燥而煩、欲飲水數升者、屬白虎加人參湯。方十四。

〔白虎加人參湯方〕

知母（六兩）　石膏（一斤 碎）　甘草（二兩 炙）　粳米（六合）　人參（三兩）

右五味、以水一斗、煮米熟、湯成去滓、温服一升、日三服。

38 二五三 傷寒若吐、若下後不解、不大便五六日、上至十餘日、日晡所發潮熱、不惡寒、獨語如見鬼狀。若劇者、發則不識人、循衣摸牀、惕而不安、（一云順衣妄撮怵惕不安）微喘直視、脉弦者生、濇者死。微者、但發熱讝語者、屬大承氣湯。方十五。

〔大承氣湯方〕

大黄四兩去皮酒洗　厚朴半斤炙　枳實五枚炙　芒消三合

右四味、以水一斗、先煮二味、取五升、内大黄、煮取二升、去滓。内芒消、更煮令一沸、分温再服。得利者、止後服。

39 二五四 三陽合病、腹滿、身重、難以轉側、口不仁、面垢。又作枯一云向經

40 二五五 讝語遺尿、發汗則讝語、下之則額上生汗、若手足逆冷、自汗出者、屬白虎湯。十六。

〔白虎湯方〕

知母六兩　石膏一斤碎　甘草二兩炙　粳米六合

右四味、以水一斗、煮米熟、湯成去滓、温服一升、日三服。

41 二五六 陽明病、脉浮而緊、咽燥、口苦、腹滿而喘、發熱汗出、不惡寒反惡熱、身重。若發汗則躁、必憒憒而反讝語。若加温鍼、必怵惕煩躁不得眠。若下之、則胃中空虛、客氣動膈、心中懊憹。舌上胎者、屬梔子豉湯證。十七。用前第七方

42 二五七 陽明病、下之、心中懊憹而煩、胃中有燥屎者、可攻。腹微滿、初頭鞕、後必溏、不可攻之。若有燥屎者、宜大承氣湯。第十八。用前第十五方

43 二五八 太陽病、若吐、若下、若發汗後、微煩、小便數、大便因鞕者、與小承氣湯、和之愈。方十九。

〔小承氣湯方〕

大黃四兩酒洗　厚朴二兩炙　枳實三枚炙

右三味、以水四升、煮取一升二合、去滓、分温二服。

44 二五九 大汗、若大下而厥冷者、屬四逆湯。方二十。

〔四逆湯方〕

甘草二兩炙　乾薑一兩半　附子一枚生用去皮破八片

右三味、以水三升、煮取一升二合、去滓、分温再服。强人可大附子一枚、乾薑四兩。

45 二六〇 太陽病、下之後、其氣上衝者、可與桂枝湯。若不上衝者、不得與之。二十一。用前第三方

46 二六一 太陽病、下之後、脉促、胸滿者、屬桂枝去芍藥湯。方二十二。促一作縱

〔桂枝去芍藥湯方〕

桂枝三兩去皮　甘草二兩炙　生薑三兩　大棗十二枚擘

右四味、以水七升、煮取三升、去滓、温服一升。本云桂枝湯、今去芍藥。

47 二六二 若微寒者、屬桂枝去芍藥加附子湯。方二十三。

〔桂枝去芍藥加附子湯方〕

桂枝三兩去皮　甘草二兩炙　生薑三兩切　大棗十二枚擘　附子一枚炮

右五味、以水七升、煮取三升、去滓、温服一升。本云桂枝湯、今去芍藥、加附子。

48 二六三 太陽病、桂枝證、醫反下之、利遂不止、脉促者、表未解也。喘而汗出者、屬葛根黄芩黄連湯。方二十四。促一作縱

〔葛根黄芩黄連湯方〕

葛根半斤　甘草二兩炙　黄芩三兩　黄連三兩

右四味、以水八升、先煮葛根、減二升、内諸藥、煮取二升、去滓、温分再服。

49 二六四 太陽病、下之微喘者、表未解故也、屬桂枝加厚朴杏子湯。方二十五。

〔桂枝加厚朴杏子湯方〕

桂枝三兩去皮　芍藥三兩　生薑三兩切　甘草二兩炙　厚朴二兩炙去皮　大棗十二枚擘　杏仁五十箇去皮尖

右七味、以水七升、煮取三升、去滓、温服一升。

50 二六五 傷寒不大便六七日、頭痛有熱者、與承氣湯。其小便清者、一云大便青知不在裏、仍在表也、當須發汗。若頭痛者必衄。宜桂枝湯。二十六。用前第三方

51 二六六 傷寒五六日、大下之後、身熱不去、心中結痛者、未欲解也、屬梔子豉湯證。二十七。用前第七方

52 二六七 傷寒下後、心煩、腹滿、臥起不安者、屬梔子厚朴湯。方二十八。

〔梔子厚朴湯方〕

梔子十四枚擘　厚朴四兩炙　枳實四箇水浸炙令赤

右三味、以水三升半、煮取一升半、去滓、分二服、温進一服、得吐者、止後服。

53 二六八 傷寒、醫以丸藥大下之、身熱不去、微煩者、屬梔子乾薑湯。方二十九。

〔梔子乾薑湯方〕

梔子十四箇擘　乾薑二兩

右二味、以水三升半、煮取一升半、去滓、分二服、一服得吐者、止後服。

凡用梔子湯、病人舊微溏者、不可與服之。

54 二六九 傷寒、醫下之、續得下利清穀不止、身疼痛者、急當救裏。後身疼痛、清便自調者、急當救表。救裏宜四逆湯、救表宜桂枝湯。三十。並用前方

55 二七〇 太陽病、過經十餘日、反二、三下之、後四、五日、柴胡證仍在者、先與小柴胡。嘔不止、心下急、一云嘔止小安鬱鬱微煩者、為未解也、可與大柴胡湯、下之則愈。方三十一。

〔大柴胡湯方〕

柴胡半斤　黄芩三兩　芍藥三兩　半夏半升洗　生薑五兩　枳實四枚炙　大棗十二枚擘

右七味、以水一斗二升、煮取六升、去滓、再煎取三升、温服一升、日三服。一方加大黄二兩。若不加、恐不為大柴胡湯。

56 二七一 傷寒十三日不解、胸脇滿而嘔、日晡所發潮熱、已而微利。此本柴胡、下之不得利、今反利者、知醫以丸藥下之、此非其治也。潮熱者、實也。先服小柴胡湯以解外、後以柴

胡加芒消湯主之。方三十二。

〔柴胡加芒消湯方〕

柴胡二兩十六銖　黃芩一兩　人參一兩　甘草一兩炙　生薑一兩　半夏二十銖舊云五枚洗　大棗四枚擘　芒消二兩

右八味、以水四升、煮取二升、去滓、內芒消、更煮微沸、温分再服。不解更作。

57 二七二 傷寒十三日、過經、譫語者、以有熱也、當以湯下之。若小便利者、大便當鞕、而反下利、脉調和者、知醫以丸藥下之、非其治也。若自下利者、脉當微厥、今反和者、此為內實也。屬調胃承氣湯證。三十三。用前第九方

58 二七三 傷寒八九日、下之、胸滿、煩驚、小便不利、譫語、一身盡重、不可轉側者、屬柴胡加龍骨牡蠣湯。方三十四。

〔柴胡加龍骨牡蠣湯方〕

柴胡四兩　龍骨一兩半　黃芩一兩半　生薑一兩半切　鉛丹一兩半　人參一兩半　桂枝一兩半去皮　茯苓一兩半

半夏二合半洗　大黃二兩　牡蠣一兩半熬　大棗六枚擘

右十二味、以水八升、煮取四升、內大黃、切如碁子、更煮一兩沸、去滓、温服一升。

本云柴胡湯、今加龍骨等。

59 二七四 火逆下之、因燒鍼煩躁者、屬桂枝甘草龍骨牡蠣湯。方三十五。

〔桂枝甘草龍骨牡蠣湯方〕

桂枝(一兩去皮) 甘草(二兩炙) 龍骨(二兩) 牡蠣(二兩熬)

右四味、以水五升、煮取二升半、去滓、温服八合、日三服。

60 二七五 太陽病、脉浮而動數、浮則為風、數則為熱、動則為痛、數則為虚。頭痛、發熱、微盜汗出、而反惡寒者、表未解也。醫反下之、動數變遲、膈内拒痛、(一云頭痛即眩)胃中空虚、客氣動膈、短氣躁煩、心中懊憹、陽氣内陷、心下因鞕、則為結胸、屬大陷胸湯證。若不結胸、但頭汗出、餘處無汗、劑頸而還、小便不利、身必發黃。三十六。(用前第十方)

61 二七六 傷寒五六日、嘔而發熱者、柴胡湯證具、而以他藥下之、柴胡證仍在者、復與柴胡湯。此雖已下之、不為逆、必蒸蒸而振、却發熱汗出而解、若心下滿而鞕痛者、此為結胸也、大陷胸湯主之。用前方。但滿而不痛者、此為痞、柴胡不中與之、屬半夏瀉心湯。方三十七。

〔半夏瀉心湯方〕

半夏（半升洗）　黄芩（三兩）　乾薑（三兩）　人參（三兩）　甘草（三兩炙）　黄連（一兩）　大棗（十二枚擘）

右七味、以水一斗、煮取六升、去滓、再煎取三升、温服一升、日三服。

62 二七七 本以下之、故心下痞。與瀉心湯、痞不解。其人渇而口燥煩、小便不利者、屬五苓散。方三十八。（一方云忍之一日乃愈）

〔五苓散方〕

猪苓（十八銖去黑皮）　白朮（十八銖）　茯苓（十八銖）　澤瀉（一兩六銖）　桂心（半兩去皮）

右五味、為散、白飲和服方寸匕、日三服。多飲煖水、汗出愈。

63 二七八 傷寒中風、醫反下之、其人下利、日數十行、穀不化、腹中雷鳴、心下痞鞕而滿、乾嘔心煩不得安。醫見心下痞、謂病不盡、復下之、其痞益甚。此非結熱、但以胃中虚、客氣上逆、故使鞕也。屬甘草瀉心湯。方三十九。

〔甘草瀉心湯方〕

甘草（四兩炙）　黄芩（三兩）　乾薑（三兩）　半夏（半升洗）　大棗（十二枚擘）　黄連（一兩）

右六味、以水一斗、煮取六升、去滓、再煎取三升、温服一升、日三服。(有人參見第四卷中)

64 二七九 傷寒服湯藥、下利不止、心下痞鞕、服瀉心湯已、復以他藥下之、利不止。醫以理中與之、利益甚。理中、理中焦、此利在下焦、屬赤石脂禹餘粮湯。復不止者、當利其小便。方四十。

〔赤石脂禹餘粮湯方〕

赤石脂(一斤碎)　太一禹餘粮(一斤碎)

右二味、以水六升、煮取二升、去滓、分温三服。

65 二八〇 太陽病、外證未除而數下之、遂協熱而利、利下不止、心下痞鞕、表裏不解者、屬桂枝人參湯。方四十一。

〔桂枝人參湯方〕

桂枝(四兩別切去皮)　甘草(四兩炙)　白朮(三兩)　人參(三兩)　乾薑(三兩)

右五味、以水九升、先煮四味、取五升、内桂、更煮取三升、去滓、温服一升、日再夜一服。

66 二八一 下後、不可更行桂枝湯。汗出而喘、無大熱者、屬麻黄杏子甘草石膏湯。方四十二。

〔麻黄杏子甘草石膏湯方〕

麻黄四兩去節　杏仁五十箇去皮尖　甘草二兩炙　石膏半斤碎

右四味、以水七升、先煮麻黄、減二升、去上沫、内諸藥、煮取三升、去滓、温服一升。本云、黄耳杯。

67 二八二 陽明病、下之、其外有熱、手足温、不結胸、心中懊憹、飢不能食、但頭汗出者、屬梔子豉湯證。四十三。用前第七初方

68 二八三 傷寒吐後、腹脹滿者、屬調胃承氣湯證。四十四。用前第九方

69 二八四 病人無表裏證、發熱七八日、脉雖浮數者、可下之。假令已下、脉數不解、今熱則消穀喜飢、至六七日、不大便者、有瘀血、屬抵當湯。方四十五。

〔抵當湯方〕

大黄三兩酒洗　桃仁二十枚去皮尖　水蛭三十枚熬　蝱蟲去翅足三十枚熬

右四味、以水五升、煮取三升、去滓、温服一升。不下更服。

70 二八五 本太陽病、醫反下之、因爾腹滿時痛者、屬太陰也、屬桂枝加芍藥湯。方四十六。

〔桂枝加芍藥湯方〕

桂枝（三兩去皮） 芍藥（六兩） 甘草（二兩炙） 大棗（十二枚擘） 生薑（三兩切）

右五味、以水七升、煮取三升、去滓、分温三服。本云桂枝湯、今加芍藥。

71 二八六 傷寒六七日、大下、寸脉沈而遲、手足厥逆、下部脉不至、喉咽不利、唾膿血、泄利不止者、為難治、屬麻黄升麻湯。方四十七。

〔麻黄升麻湯方〕

麻黄（二兩半去節） 升麻（一兩六銖） 當歸（一兩六銖） 知母（十八銖） 黄芩（十八銖） 萎蕤（十八銖一作菖蒲） 芍藥（六銖） 天門冬（六銖去心）

桂枝（六銖去皮） 茯苓（六銖） 甘草（六銖炙） 石膏（六銖碎綿裹） 白朮（六銖） 乾薑（六銖）

右十四味、以水一斗、先煮麻黄一兩沸、去上沫、内諸藥、煮取三升、去滓、分温三服。相去如炊三斗米頃、令盡、汗出愈。

72 二八七 傷寒本自寒下、醫復吐下之、寒格、更逆吐下。若食入口即吐、屬乾薑黄芩黄連人參湯。方四十八。

〔乾薑黄芩黄連人參湯方〕

乾薑　黄芩　黄連　人參各三兩

右四味、以水六升、煮取二升、去滓、分温再服。

金匱要略

凡　例

・底本…趙開美刊「仲景全書」所収の『金匱要略方論』三巻。巻末の「あとがき」参照。
・底本（内閣文庫所蔵）の欠葉と欠字の部分は、人民衛生出版社影印の同版本で補ってある。
・条文番号（アラビア数字）…各篇毎の番号。
・〔　〕…処方索引を容易にするために附加したもの。
・傍線（――）…底本にはないが、補った部分。
・傍点（○）…底本の字を訂正したことを示す（異体字・俗字の訂正は傍点なし）。

金匱要略序

聖人設醫道、以濟夭枉、俾天下萬世、人盡天年、博施濟衆、仁不可加矣。其後繼聖開學、造極精妙、着于時名于後者、和緩扁倉之外、亦不多見、信斯道之難明也與。漢長沙太守張仲景、以穎特之資、徑造閫奥、於是採摭群書、作傷寒卒病論方、合十六卷、以淑後學、遵而用之、困甦廢起、莫不應效若神、迹其功在天下、猶水火穀粟然、是其書可有而不可無者也。惜乎後之傳者、止得十卷、而六卷則亡之。宋翰林學士王洙、偶得雜病方三卷、於蠹簡中、名曰金匱方論、即其書也。豊城之劍、不終埋沒、何其幸耶。林億等奉旨校正、並板行于世。今之傳者、復失三卷、豈非世無和氏、而至寶妄倫於荊石與。僕幼嗜醫書、旁索群隱、乃獲于盱之丘氏、遂得與前十卷、表裏相資、學之者動免掣肘、嗚呼張茂先嘗言、神物終當有合、是書也、安知不有所待而合顯於今也、故不敢秘、特勒諸梓、與四方共之、由是張氏之學不遺、軒岐之道昭著、林林總總、壽域同躋、豈曰小補之哉。

後至元庚辰樵川玉佩鄧珍敬序。

金匱要略方論序

張仲景為傷寒卒病論合十六卷、今世但傳傷寒論十卷、雜病未見其書、或於諸家方中載其一二矣。翰林學士王洙在館閣日、於蠹簡中得仲景金匱玉函要略方三卷、上則辯傷寒、中則論雜病、下則載其方、并療婦人、乃録而傳之士流、才數家耳。嘗以對方證對者、施之於人、其効若神。然而或有證而無方、或有方而無證、救疾治病其有未備。國家詔儒臣校正醫書、臣奇先校定傷寒論、次校定金匱玉函經、今又校成此書、仍以逐方次於證候之下、使倉卒之際、便於檢用也。又採散在諸家之方、附於逐篇之末、以廣其法。以其傷寒文多節略、故所自雜病以下、終於飲食禁忌、凡二十五篇、除重復合二百六十二方、勒成上中下三卷、依舊名曰、金匱方論。臣奇嘗讀魏志華佗傳云、出書一卷、曰、此書可以活人。每觀華佗凡所療病、多尚奇怪、不合聖人之經。臣奇謂活人者、必仲景之書也。大哉、炎農聖法、屬我盛旦、恭惟主上丕承大統、撫育元元、頒行方書、拯濟疾苦、使和氣盈溢、

而萬物莫不盡和矣。太子右贊善大夫臣高保衡、尚書都官員外郎臣孫奇、尚書司封郎中充
秘閣校理臣林億等傳上。

仲景金匱錄岐黄素難之方、近将千巻、患其混雜煩重、有求難得、故周流華裔九州之内、收合奇異、捃拾遺逸、揀選諸經筋髄、以為方論一篇、其諸救療暴病、使知其次第。凡此藥石者、是諸僊之所造、服之将来固無夭横、或治療不早、或被師誤、幸其詳焉。

金匱要略方論　巻上

仲景全書二十四

漢　長沙守　張　機仲景述
晋　太醫令　王叔和　集
宋　尚書司封郎中充秘閣校理臣　林　億　詮次
明　虞山人　趙開美　校刻

臟腑經絡先後病脉證　第一　論十三首　脉證二條

問曰、上工治未病、何也。師曰、夫治未病者、見肝之病、知肝傳脾、當先實脾、四季脾王不受邪、即勿補之。中工不曉相傳、見肝之病、不解實脾、惟治肝也。夫肝之病、補用酸、助用焦苦、益用甘味之藥調之。酸入肝、焦苦入心、甘入脾。脾能傷腎、腎氣微弱、則水不行。水不行、則心火氣盛。心火氣盛則傷肺。肺被傷、則金氣不行。金氣不行、則肝氣盛、則肝自愈。此治肝補脾之要妙也。肝虚則用此法。實則不在用之。經曰、虚虚實實、補不足損有餘、是其義也、餘藏準此。

2 夫人稟五常、因風氣而生長、風氣雖能生萬物、亦能害萬物。如水能浮舟、亦能覆舟。若五臟元真通暢、人即安和、客氣邪風、中人多死、千般疢難、不越三條。一者、經絡受邪、入臟腑為内所因也。二者、四肢九竅、血脉相傳、壅塞不通、為外皮膚所中也。三者、房室、金刃、蟲獸所傷、以此詳之、病由都盡。若人能養慎、不令邪風干忤經絡、適中經絡、未流傳腑臟、即醫治之、四肢才覺重滯、即導引吐納、鍼灸膏摩、勿令九竅閉塞。更能無犯王法、禽獸災傷、房室勿令竭乏、服食節其冷、熱、苦、酸、辛、甘、不遺形體有衰、病則無由入其腠理。腠者、是三焦通會元真之處、為血氣所注。理者、是皮膚臟腑之文理也。

3 問曰、病人有氣色見於面部、願聞其説。師曰、鼻頭色青、腹中痛、苦冷者死。一云腹中冷苦痛者死 鼻頭色微黑者、有水氣。色黄者、胸上有寒。色白者、亡血也。設微赤非時者死、其目正圓者痓、不治。又色青為痛、色黑為労、色赤為風、色黄者便難、色鮮明者有留飲。

4 師曰、病人語聲寂然、喜驚呼者、骨節間病、語聲喑喑然不徹者、心膈間病。語聲啾啾然細而長者、頭中病。一作痛

5 師曰、息揺肩者、心中堅。息引胸中上氣者欬。息張口短氣者、肺痿唾沫。

6 師曰、吸而微數、其病在中焦、實也、當下之即愈、虚者不治。在上焦者、其吸促、在下焦者、其吸遠、此皆難治。呼吸動揺振振者、不治。

7 師曰、寸口脉動者、因其王時而動、假令肝王色青、四時各隨其色。肝色青而反色白、非其時色脉、皆當病。

8 問曰、有未至而至、有至而不至、有至而不去、有至而太過、何謂也。

師曰、冬至之後、甲子夜半少陽起、少陽之時陽始生、天得温和。以未得甲子、天因温和、此為未至而至也。以得甲子而天未温和、為至而不至也。以得甲子而天大寒不解、此為至而不去也。以得甲子而天温如盛夏五六月時、此為至而太過也。

9 師曰、病人脉浮者在前、其病在表、浮者在後、其病在裏、腰痛背强不能行、必短氣

而極也。

10 問曰、經云、厥陽獨行何謂也。師曰、此為有陽無陰、故稱厥陽。

11 問曰、寸脉沈大而滑、沈則為實、滑則為氣、實氣相搏、血氣入臟即死、入腑即愈、此為卒厥。何謂也。師曰、唇口青、身冷、為入臟即死、如身和、汗自出、為入腑即愈。

12 問曰、脉脱入臟即死、入腑即愈、何謂也。師曰、非為一病、百病皆然。譬如浸淫瘡、從口起流向四肢者、可治。從四肢流来入口者、不可治、病在外者、可治。入裏者、即死。

13 問曰、陽病十八何謂也。師曰、頭痛、項、腰、脊、臂、脚掣痛。陰病十八何謂也。師曰、欬、上氣、喘、噦、咽、腸鳴脹滿、心痛拘急。五臟病各有十八、合為九十病、人又有六微、微有十八病、合為一百八病、五労、七傷、六極、婦人三十六病、不在其中。清邪居上、濁邪居下、大邪中表、小邪中裏、槃飪之邪、從口入者、宿食也。五邪中人、各有法度、風中於前、寒中於暮、濕傷於下、霧傷於上、風令脉浮、寒令脉急、霧傷皮腠、濕流關節、食傷脾胃、極寒傷經、極熱傷絡。

14 問曰、病有急當救裏、救表者、何謂也。師曰、病、醫下之、續得下利清穀不止、身體疼痛者、急當救裏、後身體疼痛、清便自調者、急當救表也。

15 夫病痼疾、加以卒病、當先治其卒病、後乃治其痼疾也。

16 師曰、五藏病各有得者愈、五藏病各有所惡、各隨其所不喜者為病。病者素不應食、而反暴思之、必發熱也。

17 夫諸病在藏欲攻之、當隨其所得而攻之、如渴者與猪苓湯、餘皆倣此。

痓濕暍病脉證　第二　論一首　脉證十二條　方十一首

1 太陽病、發熱無汗、反惡寒者、名曰剛痓。（一作痙。餘同）

2 太陽病、發熱汗出、而不惡寒、名曰柔痓。

3 太陽病、發熱脉沈而細者、名曰痓、為難治。

4 太陽病、發汗太多、因致痓。

5 夫風病下之則痓、復發汗必拘急。

6 瘡家雖身疼痛、不可發汗、汗出則痓。

7 病者、身熱足寒、頸項强急、惡寒、時頭熱、面赤目赤、獨頭動揺、卒口噤、背反張者、痓病也。若發其汗者、寒濕相得、其表益虚、即惡寒甚、發其汗已、其脉如蛇。（一云其脉浛）

8 暴腹脹大者、為欲解。脉如故、反伏弦者痓。

9 夫痓脉、按之緊如弦、直上下行。（一作築築而弦脉經云痓家其脉伏堅直上下）

10 痓病有灸瘡、難治。

11 脉經云、痓家其脉伏堅、直上下。

12 太陽病、其證備、身體强、几几然脉反沈遲、此為痓、括蔞桂枝湯主之。

〔括蔞桂枝湯方〕

括蔞根（二兩）　桂枝（三兩）　芍藥（三兩）　甘草（二兩）　生薑（三兩）　大棗（十二枚）

右六味、以水九升、煮取三升、分温三服、取微汗。汗不出、食頃啜熱粥發之。

13 太陽病、無汗、而小便反少、氣上衝胸、口噤不得語、欲作剛痓、葛根湯主之。

〔葛根湯方〕

葛根四兩　麻黃三兩去節　桂枝二兩去皮　芍藥二兩　甘草二兩炙　生薑三兩　大棗十二枚

右七味、㕮咀、以水一斗、先煮麻黃葛根減二升、去沫、内諸藥、煮取三升、去滓、温服一升、覆取微似汗、不須啜粥。餘如桂枝湯法將息及禁忌。

14 痓為病、一本痓字上有剛字胸滿口噤、臥不着席、脚攣急、必齘齒、可與大承氣湯。

〔大承氣湯方〕

大黃四兩酒洗　厚朴半斤炙去皮　枳實五枚炙　芒硝三合

右四味、以水一斗、先煮二物取五升、去滓、内大黃煮取二升、去滓、内芒硝、更上火微一二沸、分温再服、得下止服。

15 太陽病、關節疼痛而煩、脉沈而細一作緩者、此名濕痺。玉函云中濕濕痺之候、小便不利、大便反快、但當利其小便。

16 濕家之為病、一身盡疼、一云疼煩發熱身色如熏黃也。

17 濕家、其人但頭汗出、背强欲得被覆向火。若下之早則噦、或胸滿小便不利、（一云利）舌上如胎者、以丹田有熱、胸上有寒、渴欲得飲而不能飲、則口燥煩也。

18 濕家、下之、額上汗出、微喘、小便利（一云不利）者死。若下利不止者亦死。

19 風濕相搏、一身盡疼痛、法當汗出而解、値天陰雨不止、醫云、此可發汗。汗之病不愈者、何也。蓋發其汗、汗大出者、但風氣去、濕氣在、是故不愈也。若治風濕者、發其汗、但微微似欲出汗者、風濕俱去也。

20 濕家病、身疼發熱、面黄而喘、頭痛鼻塞而煩、其脉大、自能飲食、腹中和無病、病在頭中寒濕、故鼻塞、内藥鼻中則愈。（脉經云病人喘而無濕家病以下至而喘十三字）

21 濕家、身煩疼、可與麻黄加朮湯、發其汗為宜、愼不可以火攻之。

〔麻黄加朮湯方〕

麻黄（三兩去節）　桂枝（二兩去皮）　甘草（一兩炙）　杏仁（七十箇去皮尖）　白朮（四兩）

右五味、以水九升、先煮麻黄、減二升、去上沫、内諸藥煮取二升半、去滓、温服八合、覆取微似汗。

22 病者一身盡疼、發熱、日晡所劇者、名風濕。此病傷於汗出當風、或久傷取冷所致也。可與麻黄杏仁薏苡甘草湯。

〔麻黄杏仁薏苡甘草湯方〕

麻黄○去節半兩湯泡　甘草一兩炙　薏苡仁半兩　杏仁十箇去皮尖炒

右剉麻豆大、每服四錢匕、水盞半、煮八分、去滓温服、有微汗、避風。

23 風濕脉浮、身重汗出惡風者、防已黄耆湯主之。

〔防已黄耆湯方〕

防已一兩　甘草半兩炒　白朮七錢半　黄耆一兩一分去蘆

右剉麻豆大、每抄五錢匕、生薑四片、大棗一枚、水盞半、煎八分、去滓温服、良久再服。

喘者加麻黄半兩。胃中不和者、加芍藥三分。氣上衝者加桂枝三分。下有陳寒者加細辛三分。服後當如蟲行皮中、從腰下如氷、後坐被上、又以一被繞腰以下、温令微汗、差。

24

傷寒八九日、風濕相搏、身體疼煩、不能自轉側、不嘔不渇、脉浮虛而濇者、桂枝附子湯主之。若大便堅、小便自利者、去桂加白朮湯主之。

〔桂枝附子湯方〕

桂枝 四兩 去皮　生薑 三兩 切　附子 三枚炮去皮破八片　甘草 二兩 炙　大棗 十二枚擘

右五味、以水六升、煮取二升、去滓、分温三服。

〔白朮附子湯方〕

白朮 二兩　附子 一枚半 炮去皮　甘草 一兩 炙　生薑 一兩半 切　大棗 六枚

右五味、以水三升、煮取一升、去滓、分温三服。一服覺身痺、半日許再服、三服都盡、其人如冒狀、勿怪、即是朮附並走皮中、逐水氣未得除故耳。

25

風濕相搏、骨節疼煩、掣痛不得屈伸、近之則痛劇、汗出短氣、小便不利、惡風不欲去衣、或身微腫者、甘草附子湯主之。

〔甘草附子湯方〕

甘草 二兩 炙　附子 二枚炮 去皮　白朮 二兩　桂枝 四兩 去皮

右四味、以水六升、煮取三升、去滓、温服一升、日三服。初服得微汗則解、能食、汗出復煩者、服五合。恐一升多者、服六七合為妙。

26 太陽中暍、發熱惡寒、身重而疼痛、其脉弦細芤遲。小便已、洒洒然毛聳、手足逆冷、小有勞、身即熱、口前開板齒燥。若發其汗、則其惡寒甚。加温針則發熱甚。數下之則淋甚。

27 太陽中熱者、暍是也、汗出惡寒、身熱而渇、白虎加人參湯主之。

〔白虎人參湯方〕

知母六兩　石膏一斤碎　甘草二兩　粳米六合　人參三兩

右五味、以水一斗、煮米熟湯成、去滓、温服一升、日三服。

28 太陽中暍、身熱疼重、而脉微弱、此以夏月傷冷水、水行皮中所致也。一物瓜蒂湯主之。

〔一物瓜蒂湯方〕

瓜蒂二七箇

右剉、以水一升、煮取五合、去滓頓服。

百合狐惑陰陽毒病證治　第三　論一首　證三條　方十二首

1 論曰、百合病者、百脉一宗、悉致其病也。意欲食復不能食、常默默、欲臥不能臥、欲行不能行、欲飲食或有美時、或有不用聞食臭時、如寒無寒、如熱無熱、口苦小便赤、諸藥不能治、得藥則劇吐利、如有神靈者、身形如和、其脉微數。每溺時頭痛者、六十日乃愈。若溺時頭不痛、淅然者、四十日愈。若溺快然、但頭眩者、二十日愈。其證或未病而預見、或病四五日而出、或病二十日或一月微見者、各隨證治之。

2 百合病發汗後者、百合知母湯主之。

〔百合知母湯方〕

百合七枚擘　知母三兩切

右先以水洗百合、漬一宿、當白沫出、去其水、更以泉水二升、煎取一升、去滓。別以泉水二升煎知母、取一升、去滓、後合和煎取一升五合、分温再服。

3 百合病下之後者、滑石代赭湯主之。

〔滑石代赭湯方〕

百合七枚擘　滑石三兩碎綿裹　代赭石如彈丸大一枚碎綿裹

右先以水洗百合、漬一宿、當白沫出、去其水、更以泉水二升、煎取一升、去滓、別以泉水二升煎滑石、代赭、取一升去滓、後合和重煎取一升五合、分温服。

4 百合病吐之後者、用後方主之。

〔百合雞子湯方〕

百合七枚擘　雞子黃一枚

右先以水洗百合、漬一宿、當白沫出、去其水、更以泉水二升、煎取一升、去滓、内雞子黃、攪匀煎五分、温服。

5 百合病不經吐下發汗、病形如初者、百合地黃湯主之。

〔百合地黃湯方〕

百合七枚擘　生地黃汁一升

右以水洗百合、漬一宿、當白沫出、去其水、更以泉水二升、煎取一升、去滓、内地黄汁、煎取一升五合、分温再服。中病勿更服、大便當如漆。

6 百合病一月不解、變成渴者、百合洗方主之。

〔百合洗方〕

右以百合一升、以水一斗、漬之一宿、以洗身、洗已、食煮餅、勿以鹽豉也。

7 百合病渴不差者、括蔞牡蠣散方主之。

〔括蔞牡蠣散方〕

括蔞根　牡蠣熬等分

右為細末、飲服方寸匕、日三服。

8 百合病變發熱者、一作發寒熱百合滑石散主之。

〔百合滑石散方〕

百合一両炙　滑石三両

右為散、飲服方寸匕、日三服、當微利者止服、熱則除。

9 百合病見於陰者、以陽法救之。見於陽者、以陰法救之。見陽攻陰、復發其汗、此為逆。見陰攻陽、乃復下之、此亦為逆。

10 狐惑之為病、状如傷寒、黙黙欲眠、目不得閉、臥起不安。蝕於喉為惑、蝕於陰為狐、不欲飲食、惡聞食臭、其面目乍赤、乍黑、乍白、蝕於上部則聲喝、（一作嗄）甘草瀉心湯主之。

〔甘草瀉心湯方〕

甘草（四兩）　黄芩（三兩）　人參（三兩）　乾薑（三兩）　黄連（一兩）　大棗（十二枚）　半夏（半升）

右七味、水一斗、煮取六升、去滓、再煎温服一升、日三服。

11 蝕於下部則咽乾、苦參湯洗之。

〔苦參湯方〕

苦參一升、以水一斗、煎取七升、去滓熏洗、日三服。

12 蝕於肛者、雄黄熏之。

〔雄黄熏方〕

雄黄

右一味為末、筒瓦二枚合之燒、向肛熏之。

（脉經云、病人或從呼吸上蝕其咽、或從下焦蝕其肛陰。蝕上為惑、蝕下為狐、狐惑病者、猪苓散主之。）

13 病者脉數、無熱微煩、默默但欲臥、汗出、初得之三四日、目赤如鳩眼、七八日目四皆（一本此有黄字）黑、若能食者、膿已成也、赤小豆當歸散主之。

〔赤小豆當歸散方〕

赤小豆（三升浸令芽出曝乾）　當歸

右二味、杵為散、漿水服方寸匕、日三服。

14 陽毒之為病、面赤斑斑如錦文、咽喉痛、唾膿血。五日可治、七日不可治、升麻鱉甲湯主之。

15 陰毒之為病、面目青、身痛如被杖、咽喉痛。五日可治、七日不可治、升麻鱉甲湯去雄黄蜀椒主之。

〔升麻鱉甲湯方〕

升麻二兩　當歸一兩　蜀椒炒去汗一兩　甘草二兩　鱉甲手指大一片炙　雄黃半兩研

右六味、以水四升、煮取一升、頓服之、老小再服、取汗。

肘後千金方陽毒用升麻湯、無鱉甲有桂、陰毒用甘草湯、無雄黃。

瘧病脉證并治　第四　證二條　方六首

[1]師曰、瘧脉自弦、弦數者多熱、弦遲者多寒。弦小緊者下之差、弦遲者可温之、弦緊者可發汗、針灸也、浮大者可吐之、弦數者風發也、以飲食消息止之。

[2]病瘧、以月一日發、當以十五日愈。設不差、當月盡解。如其不差、當云何。師曰、此結為癥瘕、名曰瘧母、急治之、宜鱉甲煎丸。

〔鱉甲煎丸方〕

鱉甲十二分炙　烏扇三分燒　黃芩三分　柴胡六分　鼠婦三分熬　乾薑三分　大黃三分　芍藥五分

桂枝三分　葶藶熬一分　石韋去毛三分　厚朴三分　牡丹去心五分　瞿麥二分　紫威三分　半夏一分
人參一分　䗪蟲熬五分　阿膠炙三分　蜂窠炙四分　赤消十二分　蜣蜋熬六分　桃仁二分

右二十三味、為末、取鍛竈下灰一斗、清酒一斛五斗、浸灰、候酒盡一半、着鱉甲於中、煮令泛爛如膠漆、絞取汁、内諸藥、煎為丸如梧子大、空心服七丸、日三服。千金方用鱉甲十二片、又有海藻三分、大戟一分、䗪蟲五分、無鼠婦、赤消二味、以鱉甲煎和諸藥為丸。

3 師曰、陰氣孤絶、陽氣獨發、則熱而少氣煩寃、手足熱而欲嘔、名曰癉瘧。若但熱不寒者、邪氣内藏於心、外舍分肉之間、令人消鑠脱肉。

4 温瘧者、其脉如平、身無寒但熱、骨節疼煩、時嘔、白虎加桂枝湯主之。

〔白虎加桂枝湯方〕

知母六兩　甘草炙二兩　石膏一斤　粳米二合　桂去皮三兩

右剉、每五錢、水一盞半、煎至八分、去滓、温服、汗出愈。

5 瘧多寒者、名曰牡瘧、蜀漆散主之。

〔蜀漆散方〕

蜀漆洗去腥　雲母燒二日夜　龍骨等分

右三味、杵為散、未發前以漿水服半錢。温瘧加蜀漆半分、臨發時服一錢匕。一方雲母作雲實

6 附『外臺秘要』方：

〔牡蠣湯〕治牡瘧。

牡蠣四兩熬　麻黃去節四兩　甘草二兩　蜀漆三兩

右四味、以水八升、先煮蜀漆、麻黃、去上沫、得六升、内諸藥煮取二升、温服一升。若吐、則勿更服。

7 〔柴胡去半夏加括蔞湯〕治瘧病發渴者、亦治勞瘧。

柴胡八兩　人參三兩　黃芩三兩　甘草三兩　括蔞根四兩　生薑二兩　大棗十二枚

右七味、以水一斗二升、煮取六升、去滓、再煎取三升、温服一升、日二服。

8 〔柴胡桂薑湯〕治瘧寒多微有熱、或但寒不熱。服一劑如神

柴胡半斤　桂枝三兩去皮　乾薑二兩　括蔞根四兩　黃芩三兩　牡蠣三兩熬　甘草二兩炙

右七味、以水一斗二升、煮取六升、去滓、再煎取三升、温服一升、日三服。初服微

煩、復服汗出便愈。

中風歷節病脉證并治　第五　論一首　脉證三條　方十一首

1 夫風之為病、當半身不遂、或但臂不遂者、此為痺。脉微而數、中風使然。

2 寸口脉浮而緊、緊則為寒、浮則為虚、寒虚相搏、邪在皮膚。浮者血虚、絡脉空虚、賊邪不瀉、或左或右、邪氣反緩、正氣即急、正氣引邪、喎僻不遂。邪在於絡、肌膚不仁。邪在於經、即重不勝、邪入於府、即不識人。邪入於藏、舌即難言、口吐涎。

3 〔侯氏黑散〕治大風、四肢煩重、心中惡寒不足者。外臺治風癲

菊花四十分　白朮十分　細辛三分　茯苓三分　牡蠣三分　桔梗八分　防風十分　人參三分
礬石三分　黄芩五分　當歸三分　乾薑三分　芎藭三分　桂枝三分

右十四味、杵為散、酒服方寸匕、日一服。初服二十日、温酒調服、禁一切魚肉大

蒜、常宜冷食、六十日止、即藥積在腹中不下也、熱食即下矣、冷食自能助藥力。

4 寸口脉遲而緩、遲則為寒、緩則為虛。榮緩則為亡血、衛緩則為中風。邪氣中經、則身痒而癮疹、心氣不足、邪氣入中、則胸滿而短氣。

5 〔風引湯〕除熱癱癇。

大黃　乾薑　龍骨各四兩　桂枝三兩　甘草　牡蠣各二兩　寒水石　滑石　赤石脂　白石脂

紫石英　石膏各六兩

右十二味、杵、麤篩、以韋囊盛之。取三指撮、井花水三升、煮三沸、温服一升。

治大人風引、少小驚癇瘈瘲日數十發、醫所不療、除熱方、巣氏云脚氣宜風引湯。

6 〔防已地黃湯〕治病如狂状妄行、獨語不休、無寒熱、其脉浮。

防已一分　桂枝三分　防風三分　甘草二分

右四味、以酒一杯、漬之一宿、絞取汁、生地黃二斤㕮咀、蒸之如斗米飯久、以銅器盛其汁、更絞地黃汁、和分再服。

7 〔頭風摩散方〕

大附子一枚炮　鹽等分

右二味為散、沐了、以方寸匕、已摩疢上、令藥力行。

8 寸口脉沈而弱、沈即主骨、弱即主筋、沈即為腎、弱即為肝、汗出入水中。如水傷心、歷節黄汗出、故曰歷節。

9 趺陽脉浮而滑、滑則穀氣實、浮則汗自出。

10 少陰脉浮而弱、弱則血不足、浮則為風、風血相搏、即疼痛如掣。

11 盛人脉濇小、短氣自汗出、歷節疼、不可屈伸、此皆飲酒汗出當風所致。

12 諸肢節疼痛、身體魁瘰、脚腫如脱、頭眩短氣、温温欲吐、桂枝芍藥知母湯主之。

〔桂枝芍藥知母湯方〕

桂枝四兩　芍藥三兩　甘草二兩　麻黄二兩　生薑五兩　白朮五兩　知母四兩　防風四兩

附子二兩炮

右九味、以水七升、煮取二升、温服七合、日三服。

13 味酸則傷筋、筋傷則緩、名曰泄。鹹則傷骨、骨傷則痿、名曰枯。枯泄相搏、名曰斷泄。

榮氣不通、衛不獨行、榮衛俱微、三焦無所御、四屬斷絶、身體羸痩、獨足腫大、黄汗出、脛冷、假令發熱、便為歴節也。

14 病歴節不可屈伸、疼痛、烏頭湯主之。

〔烏頭湯方〕治脚氣疼痛、不可屈伸。

麻黄　芍藥　黄耆各三兩　甘草炙　川烏五枚㕮咀以蜜二升煎取一升即出烏頭。

右五味、㕮咀四味、以水三升、煮取一升、去滓、内蜜煎中、更煎之、服七合、不知、盡服之。

15 〔礬石湯〕治脚氣衝心。

礬石二兩

右一味、以漿水一斗五升、煎三五沸、浸脚良。

附方：

16 『古今録驗』〔續命湯〕治中風痱、身體不能自收、口不能言、冒昧不知痛處、或拘急不得轉側。姚云、與大續命同、兼治婦人産後去血者、及老人小兒。

麻黄　桂枝　當歸　人參　石膏　乾薑　甘草各三兩　芎藭一兩　杏仁四十枚

右九味、以水一斗、煮取四升、温服一升、當小汗、薄覆脊、憑几坐、汗出則愈、不汗更服、無所禁、勿當風。并治但伏不得臥、欬逆上氣、面目浮腫。

17 『千金』〔三黄湯〕治中風手足拘急、百節疼痛、煩熱心亂、惡寒、經日不欲飲食。

麻黄五分　獨活四分　細辛二分　黄耆二分　黄芩三分

右五味、以水六升、煮取二升、分温三服。一服小汗、二服大汗。心熱加大黄二分、腹滿加枳實一枚、氣逆加人參三分、悸加牡蠣三分、渴加括蔞根三分、先有寒加附子一枚。

18 『近効方』〔朮附湯〕治風虚頭重眩、苦極、不知食味、暖肌補中、益精氣。

白朮二兩　甘草一兩炙　附子一枚半炮去皮

右三味、剉、每五錢匕、薑五片、棗一枚、水盞半、煎七分、去滓温服。

19 『崔氏』〔八味丸〕治脚氣上入、少腹不仁。

乾地黄八兩　山茱萸　薯蕷各四兩　澤瀉　茯苓　牡丹皮各三兩　桂枝　附子炮各一兩

20 右八味、末之、煉蜜和丸梧子大、酒下十五丸、日再服。

『千金方』〔越婢加朮湯〕治肉極、熱則身體津脱、腠理開、汗大泄、厲風氣、下焦脚弱。

麻黄六兩　石膏半斤　生薑三兩　甘草二兩　白朮四兩　大棗十五枚

右六味、以水六升、先煮麻黄、去上沫、内諸藥、煮取三升、分温三服。惡風加附子一枚、炮。

血痺虚勞病脉證并治　第六　論一首　脉證九條　方九首

1 問曰、血痺病從何得之。師曰、夫尊榮人骨弱肌膚盛、重因疲勞汗出、臥不時動揺、加被微風遂得之。但以脉自微濇在寸口、關上小緊、宜鍼引陽氣、令脉和、緊去則愈。

2 血痺、陰陽倶微、寸口關上微、尺中小緊、外證身體不仁、如風痺状、黄耆桂枝五物湯主之。

〔黄耆桂枝五物湯方〕

黄耆三兩　芍藥三兩　桂枝三兩　生薑六兩　大棗十二枚。

右五味、以水六升、煮取二升、温服七合、日三服。一方有人參

3 夫男子平人、脉大為勞、極虚亦為勞。

4 男子面色薄者、主渴及亡血、卒喘悸、脉浮者、裏虚也。

5 男子脉虚沈弦、無寒熱、短氣、裏急、小便不利、面色白、時目瞑兼衄、少腹滿、此為勞使之然。

6 勞之為病、其脉浮大、手足煩、春夏劇、秋冬瘥、陰寒精自出、酸削不能行。

7 男子脉浮弱而濇、為無子、精氣清冷。一作冷

8 夫失精家、少腹弦急、陰頭寒、目眩、一作目眶痛 髪落、脉極虚芤遲、為清穀亡血失精。

9 脉得諸芤動微緊、男子失精、女子夢交、桂枝龍骨牡蠣湯主之。

〔桂枝加龍骨牡蠣湯方〕小品云、虚弱浮熱汗出者、除桂加白薇、附子各三分、故曰二加龍骨湯。

桂枝　芍藥　生薑各三兩　甘草二兩　大棗十二枚　龍骨　牡蠣各三兩

右七味、以水七升、煮取三升、分温三服。

10 〔天雄散方〕

天雄三兩炮　白朮八兩　桂枝六兩　龍骨三兩

右四味、杵為散、酒服半錢七、日三服、不知、稍增之。

11 男子平人、脈虚弱細微者、善盜汗也。

12 人年五六十、其病脈大者、痺侠背行、苦腸鳴馬刀侠癭者、皆為勞得之。

13 脈沈小遲、名脱氣、其人疾行則喘喝、手足逆寒、腹滿、甚則溏泄、食不消化也。

14 脈弦而大、弦則為減、大則為芤、減則為寒、芤則為虚、虚寒相搏、此名為革。婦人則半産漏下、男子則亡血失精。

15 虚勞裏急、悸、衄、腹中痛、夢失精、四肢痠疼、手足煩熱、咽乾口燥、小建中湯主之。

〔小建中湯方〕

桂枝三兩去皮　甘草三兩炙　大棗十二枚　芍藥六兩　生薑二兩　膠飴一升

右六味、以水七升、煮取三升、去滓、内膠飴、更上微火消解、温服一升、日三服。嘔家不可用建中湯、以甜故也。千金療男女因積冷氣滯、或大病後不復常、苦四肢沈重、骨肉痠疼、吸吸少氣、行動喘乏、胸滿氣急、腰背強痛、心中虚悸、咽乾唇燥、面體少色、或飲食無味、脇肋腹脹、頭重不挙、多臥少起、甚者積年、輕者百日、漸至瘦弱、五藏氣竭、則難可復常、六脉俱不足、虚寒乏氣、少腹拘急、羸瘠百病、名曰黄耆建中湯、又有人參二兩。

16 虚勞裏急、諸不足、黄耆建中湯主之。於小建中湯内、加黄耆一兩半、餘依上法。氣短胸滿者加生薑。腹滿者去棗加伏苓一兩半。及療肺虚損不足、補氣、加半夏三兩。

17 虚勞腰痛、少腹拘急、小便不利者、八味腎氣丸主之。方見脚氣中

18 虚勞諸不足、風氣百疾、薯蕷丸主之。

〔薯蕷丸方〕

薯蕷三十分　當歸　桂枝　麹　乾地黄　豆黄卷各十分　甘草二十八分　芎藭　麥門冬　芍藥

白朮　杏仁各六分　人參七分　柴胡　桔梗　茯苓各五分　阿膠七分　乾薑三分　白斂二分

防風六分　大棗百枚為膏

右二十一味、末之、煉蜜和丸如彈子大、空腹酒服一丸、一百丸為劑。

19 虚勞、虚煩不得眠、酸棗湯主之。

20 〔酸棗湯方〕

酸棗仁二升　甘草一兩　知母二兩　茯苓二兩　芎藭二兩　○深師有生薑二兩

右五味、以水八升、煮酸棗仁得六升、内諸藥煮取三升、分温三服。

五勞虚極、羸瘦腹滿、不能飲食、食傷、憂傷、飲傷、房室傷、飢傷、勞傷、經絡榮衛氣傷、内有乾血、肌膚甲錯、兩目黯黑、緩中補虚、大黄䗪蟲丸主之。

〔大黄䗪蟲丸方〕

大黄十分蒸　黄芩二兩　甘草三兩　桃仁一升　杏仁一升　芍藥四兩　乾地黄十兩　乾漆一兩

虻蟲一升　水蛭百枚　蠐螬一升　䗪蟲半升

右十二味、末之、煉蜜和丸小豆大、酒飲服五丸、日三服。

附方：

21 『千金翼』〔炙甘草湯〕一云復脉湯　治虚勞不足、汗出而悶、脉結悸、行動如常、不出百日、危急者十一日死。

甘草四兩炙　桂枝　生薑各三兩　麥門冬半升　麻仁半升　人參　阿膠各二兩　大棗三十枚

生地黄一斤

右九味、以酒七升、水八升、先煮八味、取三升、去滓、内膠消盡、温服一升、日三服。

『肘後』〔獺肝散〕治冷労、又主鬼疰一門相染。

獺肝一具、炙乾末之、水服方寸匕、日三服。

肺痿肺癰欬嗽上氣病脉證治　第七　論三首　脉證四條　方十六首

問曰、熱在上焦者、因欬為肺痿、肺痿之病、何從得之。

師曰、或從汗出、或從嘔吐、或從消渴、小便利數、或從便難、又被快藥下利、重亡津液、故得之。

曰、寸口脉數、其人欬、口中反有濁唾涎沫者何。

師曰、為肺痿之病。若口中辟辟燥、欬即胸中隠隠痛、脉反滑數、此為肺癰欬唾膿血。脉數虚者為肺痿、數實者為肺癰。

2 問曰、病欬逆、脉之、何以知此為肺癰。當有膿血、吐之則死、其脉何類。

師曰、寸口脉微而數、微則為風、數則為熱、微則汗出、數則惡寒。風中於衛、呼氣不入、熱過於榮、吸而不出。風傷皮毛、熱傷血肺、風舍於肺、其人則欬、口乾喘滿、咽燥不渴、時唾濁沫、時時振寒。熱之所過、血為之凝滞、畜結癰膿、吐如米粥。始萌可救、膿成則死。

3 上氣、面浮腫、肩息、其脉浮大、不治、又加利、尤甚。

4 上氣、喘而躁者、屬肺脹、欲作風水、發汗則愈。

5 肺痿吐涎沫而不欬者、其人不渴、必遺尿、小便數、所以然者、以上虚不能制下故也。此為肺中冷、必眩、多涎唾、甘草乾薑湯以温之。若服湯已渴者、屬消渴。

〔甘草乾薑湯方〕

甘草四兩炙　乾薑二兩炮

右㕮咀、以水三升、煮取一升五合、去滓、分温再服。

6 欬而上氣、喉中水雞聲、射干麻黄湯主之。

〔射干麻黄湯方〕

射干十三枚一法三兩。 麻黄四兩 生薑四兩 細辛三兩 紫苑三兩 款冬花三兩 五味子半升 大棗七枚 半夏大者洗八枚一法半升

右九味、以水一斗二升、先煮麻黄兩沸、去上沫、内諸藥煮取三升、分温三服。

7 欬逆上氣、時時唾濁、但坐不得眠、皁莢丸主之。

〔皁莢丸方〕

皁莢八兩刮去皮用酥炙

右一味、末之、蜜丸梧子大、以棗膏和湯、服三丸、日三、夜一服。

8 欬而脉浮者、厚朴麻黄湯主之。

〔厚朴麻黄湯方〕

厚朴五兩 麻黄四兩 石膏如雞子大 杏仁半升 半夏半升 乾薑二兩 細辛二兩 小麥一升

五味子半升

右九味、以水一斗二升、先煮小麥熟、去滓、内諸藥煮取三升、温服一升、日三服。

9 脉沈者、澤漆湯主之。

〔澤漆湯方〕

半夏半升　紫參五兩一作紫苑　澤漆三斤以東流水五斗煮取一斗五升　生薑五兩　白前五兩　甘草　黄芩　人參

桂枝各三兩

右九味、㕮咀、内澤漆汁中煮取五升、温服五合、至夜盡。

10 大逆上氣、咽喉不利、止逆下氣者、麥門冬湯主之。

〔麥門冬湯方〕

麥門冬七升　半夏一升　人參二兩○　甘草二兩　粳米三合　大棗十二枚

右六味、以水一斗二升、煮取六升、温服一升、日三、夜一服。

11 肺癰喘不得臥、葶藶大棗瀉肺湯主之。

〔葶藶大棗瀉肺湯方〕

葶藶 熬令黄色搗丸如彈丸大　大棗 十二枚

右先以水三升、煮棗取二升、去棗内葶藶、煮取一升、頓服。

12 欬而胸滿、振寒、脉數、咽乾不渴、時出濁唾腥臭、久久吐膿如米粥者、為肺癰、桔梗湯主之。

〔桔梗湯方〕 亦治血痺

桔梗 一兩　甘草 二兩

右二味、以水三升、煮取一升、分温再服、則吐膿血也。

13 欬而上氣、此為肺脹、其人喘、目如脱状、脉浮大者、越婢加半夏湯主之。

〔越婢加半夏湯方〕

麻黄 六兩　石膏 半斤　生薑 三兩　大棗 十五枚　甘草 二兩　半夏 半升

右六味、以水六升先煮麻黄、去上沫、内諸藥、煮取三升、分温三服。

14 肺脹、欬而上氣、煩燥而喘、脉浮者、心下有水、小青龍加石膏湯主之。

〔小青龍加石膏湯方〕 千金證治同、外更加脇下痛引缺盆

麻黄　芍薬　桂枝　細辛　甘草　乾薑各三兩　五味子　半夏各半升　石膏二兩

右九味、以水一斗、先煮麻黄、去上沫、内諸藥、煮取三升、强人服一升、羸者減之、日三服、小兒服四合。

附方：

15 『外臺』〔炙甘草湯〕　治肺痿涎唾多、心中温温、液液者。方見虛勞

16 『千金』〔甘草湯〕

甘草

右一味、以水三升煮減半、分温三服。

17 『千金』〔生薑甘草湯〕　治肺痿欬唾、涎沫不止、咽燥而渴。

生薑五兩　人參三兩　甘草四兩　大棗十五枚

右四味、以水七升、煮取三升、分温三服。

18 『千金』〔桂枝去芍藥加皁莢湯〕　治肺痿吐涎沫。

桂枝三兩　生薑三兩　甘草二兩　大棗十枚　皁莢一枚去皮子炙焦○

右五味、以水七升、微微火煮取三升、分温三服。

19 『外臺』〔桔梗白散〕治欬而胸満、振寒、脉數、咽乾不渇、時出濁唾腥臭、久久吐膿如米粥者、為肺癰。

桔梗　貝母各三分　巴豆一分去皮熬研如脂

右三味、為散、強人飲服半錢匕、羸者減之。病在膈上者、吐膿血、膈下者瀉出、若下多不止、飲冷水一杯則定。

20 『千金』〔葦莖湯〕治欬有微熱、煩満、胸中甲錯、是為肺癰。

葦莖二升　薏苡仁半升　桃仁五十枚　瓜瓣半升

右四味、以水一升、先煮葦莖得五升、去滓、内諸藥、煮取二升、服一升、再服、當吐如膿。

21 肺癰胸満脹、一身面目浮腫、鼻塞清涕出、不聞香臭酸辛、欬逆上氣、喘鳴迫塞、葶藶大棗瀉肺湯主之。方見上、三日一劑、可至三四劑、此先服小青龍湯一劑乃進、小青龍湯方、見欬嗽門中。

奔豚氣病脉證治　第八　論二首　方三首

1 師曰、病有奔豚、有吐膿、有驚怖、有火邪、此四部病、皆從驚發得之。

2 師曰、奔豚病、從少腹起、上衝咽喉、發作欲死、復還止、皆從驚恐得之。

3 奔豚、氣上衝胸、腹痛、往来寒熱、奔豚湯主之。

〔奔豚湯方〕

甘草　芎藭　當歸各二兩　半夏四兩　黄芩二兩　生葛五兩　芍藥二兩　生薑四兩

甘李根白皮一升

右九味、以水二斗、煮取五升、温服一升、日三、夜一服。

4 發汗後、燒針令其汗、針處被寒、核起而赤者、必發賁豚、氣從少腹上至心、灸其核上各一壯、與桂枝加桂湯主之。

〔桂枝加桂湯方〕

桂枝五兩　芍藥三兩　甘草二兩炙　生薑三兩　大棗十二枚

右五味、以水七升、微火煮取三升、去滓、温服一升。

發汗後、臍下悸者、欲作賁豚、茯苓桂枝甘草大棗湯主之。

〔茯苓桂枝甘草大棗湯方〕

茯苓半斤　甘草二兩炙　大棗十五枚　桂枝四兩

右四味、以甘爛水一斗、先煮茯苓、減二升、内諸藥、煮取三升、去滓、温服一升、日三服。甘爛水法、取水二斗、置大盆内、以杓揚之、水上有珠子五六千顆相逐、取用之。

胸痺心痛短氣病脉證治　第九　論一首　證一首　方十首

師曰、夫脉當取太過不及、陽微陰弦、即胸痺而痛、所以然者、責其極虚也。今陽虚知在上焦、所以胸痺心痛者、以其陰弦故也。

2 平人、無寒熱、短氣不足以息者、實也。

3 胸痺之病、喘息欬唾、胸背痛、短氣、寸口脉沈而遲、關上小緊數、括蔞薤白白酒湯主之。

〔括蔞薤白白酒湯方〕

括蔞實一枚搗　薤白半升　白酒七升

右三味、同煮取二升、分温再服。

4 胸痺、不得臥、心痛徹背者、括蔞薤白半夏湯主之。

〔括蔞薤白半夏湯方〕

括蔞實一枚　薤白三兩　半夏半升　白酒一斗

右四味、同煮取四升、温服一升、日三服。

5 胸痺、心中痞、留氣結在胸、胸滿、脇下逆搶心、枳實薤白桂枝湯主之、人參湯亦主之。

〔枳實薤白桂枝湯方〕

枳實四枚　厚朴四兩　薤白半斤　桂枝一兩　括蔞一枚搗

右五味、以水五升、先煮枳實、厚朴、取二升、去滓、内諸藥、煮數沸、分温三服。

〔人參湯方〕

人參　甘草　乾薑　白朮各三兩

右四味、以水八升、煮取三升、温服一升、日三服。

6 胸痹、胸中氣塞、短氣、茯苓杏仁甘草湯主之、橘枳薑湯亦主之。

〔茯苓杏仁甘草湯方〕

茯苓三兩　杏仁五十箇　甘草一兩

右三味、以水一斗、煮取五升、温服一升、日三服。不差更服

〔橘枳薑湯方〕

橘皮一斤　枳實三兩　生薑半斤

右三味、以水五升、煮取二升、分温再服。肘後千金云、治胸痹、胸中愊愊如滿、噎塞、習習如痒、喉中澁唾燥沫。

7 胸痹緩急者、薏苡附子散主之。

〔薏苡附子散方〕

薏苡仁十五兩　大附子十枚炮

右二味、杵為散、服方寸匕、日三服。

8 心中痞、諸逆心懸痛、桂枝生薑枳實湯主之。

〔桂枝生薑枳實湯方〕

桂枝三兩　生薑三兩　枳實五枚

右三味、以水六升、煮取三升、分温三服。

9 心痛徹背、背痛徹心、烏頭赤石脂丸主之。

〔赤石脂丸方〕

蜀椒一兩一法二分　烏頭一分炮　附子半兩炮一法一分　乾薑一兩一法一分　赤石脂一兩一法二分

右五味、末之、蜜丸如梧子大、先食服一丸、日三服。不知稍加服

10 〔九痛丸〕治九種心痛。

附子三兩炮　生狼牙一兩炙香　巴豆一兩去皮心熬研如脂　人參　乾薑　呉茱萸各一兩

右六味、末之、煉蜜丸如梧子大、酒下、强人初服三丸、日三服。弱者二丸。兼治卒

中惡、腹脹痛、口不能言。又治連年積冷、流注心胸痛、并冷衝上氣、落馬墜車血疾等、皆主之。忌口如常法。

腹滿寒疝宿食病脉證治 第十 論一首 脉證十六條 方十四首

1 趺陽脉微弦、法當腹滿、不滿者必便難、兩胠疼痛、此虚寒從下上也。以温藥服之。

2 病者腹滿、按之不痛為虚、痛者為實、可下之。舌黄未下者、下之黄自去。

3 腹滿時減、復如故、此為寒、當與温藥。

4 病者痿黄、躁而不渴、胸中寒實而利不止者、死。

5 寸口脉弦者、即脇下拘急而痛、其人嗇嗇惡寒也。

6 夫中寒家喜欠、其人清涕出、發熱色和者、善嚏。

7 中寒、其人下利、以裏虚也、欲嚏不能、此人肚中寒。一云痛

8 夫瘦人繞臍痛、必有風冷、穀氣不行、而反下之、其氣必衝、不衝者、心下則痞也。

9 病腹滿、發熱十日、脉浮而數、飲食如故、厚朴七物湯主之。

〔厚朴七物湯方〕

厚朴半斤　甘草三兩　大黃三兩　大棗十枚　枳實五枚　桂枝二兩　生薑五兩

右七味、以水一斗、煮取四升、温服八合、日三服。嘔者加半夏五合、下利去大黃、寒多者加生薑至半斤。

10 腹中寒氣、雷鳴切痛、胸脇逆滿、嘔吐、附子粳米湯主之。

〔附子粳米湯方〕

附子一枚炮　半夏半升　甘草一兩　大棗十枚　粳米半升

右五味、以水八升、煮米熟湯成、去滓、温服一升、日三服。

11 痛而閉者、厚朴三物湯主之。

〔厚朴三物湯方〕

厚朴八兩　大黃四兩　枳實五枚

右三味、以水一斗二升、先煮二味、取五升、内大黄煮取三升、温服一升、以利為度。

12 按之心下満痛者、此為實也、當下之、宜大柴胡湯。

〔大柴胡湯方〕

柴胡半斤　黄芩三兩　芍藥三兩　半夏半升洗　枳實四枚炙　大黄二兩　大棗十二枚　生薑五兩

右八味、以水一斗二升、煮取六升、去滓、再煎温服一升、日三服。

13 腹満不減、減不足言、當須下之、宜大承氣湯。

〔大承氣湯方〕

大黄四兩酒洗　厚朴半斤去皮炙　枳實五枚炙　芒硝三合

右四味、以水一斗、先煮二物、取五升、去滓、内大黄、煮取二升、内芒硝、更上火微一二沸、分温再服、得下、餘勿服。

14 心胸中大寒痛、嘔不能飲食、腹中寒、上衝皮起、出見有頭足、上下痛而不可觸近、大建中湯主之。

〔大建中湯方〕

蜀椒二合去汗　乾薑四兩　人參二兩

右三味、以水四升、煮取二升、去滓、内膠飴一升、微火煎取一升半、分温再服、如一炊頃、可飲粥二升、後更服、當一日食糜、温覆之。

15 脇下偏痛、發熱、其脉緊弦、此寒也、以温藥下之、宜大黄附子湯。

〔大黄附子湯方〕

大黄三兩　附子三枚炮　細辛二兩

右三味、以水五升、煮取二升、分温三服、若强人煮取二升半、分温三服、服後如人行四五里、進一服。

16 寒氣厥逆、赤丸主之。

〔赤丸方〕

茯苓四兩　半夏四兩洗一方用桂　烏頭二兩炮　細辛一兩千金作人參

右四味、末之、内真朱為色、煉蜜丸如麻子大、先食酒飲下三丸、日再夜一服、不知、稍增之、以知為度。

17 腹痛、脉弦而緊、弦則衛氣不行、即惡寒、緊則不欲食、邪正相搏、即為寒疝。寒疝遶臍痛、若發則白汗出、手足厥冷、其脉沈弦者、大烏頭煎主之。

〔烏頭煎方〕

烏頭 大者五枚熬去皮不㕮咀

右以水三升、煮取一升、去滓、内蜜二升、煎令水氣盡、取二升、强人服七合、弱人服五合。不差、明日更服、不可一日再服。

18 寒疝、腹中痛及脇痛裏急者、當歸生薑羊肉湯主之。

〔當歸生薑羊肉湯方〕

當歸 三兩　生薑 五兩　羊肉 一斤

右三味、以水八升、煮取三升、温服七合、日三服。若寒多者、加生薑成一斤。痛多而嘔者、加橘皮二兩、白朮一兩。加生薑者、亦加水五升、煮取三升二合服之。

19 寒疝腹中痛、逆冷、手足不仁、若身疼痛、灸刺諸藥不能治、抵當烏頭桂枝湯主之。

〔烏頭桂枝湯方〕

烏頭

右一味、以蜜二斤、煎減半、去滓、以桂枝湯五合解之、令得一升後、初服二合、不知、即服三合、又不知、復加至五合。其知者如醉狀、得吐者為中病。

〔桂枝湯方〕

桂枝三兩去皮　芍藥三兩　甘草二兩炙　生薑三兩　大棗十二枚

右五味、剉、以水七升、微火煮取三升、去滓。

20 其脉數而緊、乃弦、狀如弓弦、按之不移。脉數弦者、當下其寒。脉緊大而遲者、必心下堅、脉大而緊者、陽中有陰、可下之。

附方：

21 『外臺』〔烏頭湯〕治寒疝腹中絞痛、賊風入攻五臟、拘急不得轉側、發作有時、使人陰縮、手足厥逆。方見上

22 『外臺』〔柴胡桂枝湯方〕治心腹卒中痛者。

柴胡四兩　黃芩　人參　芍藥　桂枝　生薑各一兩半　甘草一兩　半夏二合半　大棗六枚

右九味、以水六升、煮取三升、温服一升、日三服。

23 『外臺』〔走馬湯〕 治中惡心痛腹脹、大便不通。

巴豆二枚去皮心熬 杏仁二枚

右二味、以綿纏搥令碎、熱湯二合、捻取白汁、飲之當下、老小量之。通治飛尸鬼擊病。

24 問曰、人病有宿食、何以別之。師曰、寸口脉浮而大、按之反濇、尺中亦微而濇、故知有宿食、大承氣湯主之。

25 脉數而滑者實也、此有宿食、下之愈、宜大承氣湯。

26 下利不欲食者、有宿食也、當下之、宜大承氣湯。

大承氣湯方見前痓病中

27 宿食在上脘、當吐之、宜瓜蒂散。

〔瓜蒂散方〕

瓜蒂一分熬黃 赤小豆一分煮

右二味、杵為散、以香豉七合煮取汁、和散一錢匕、温服之、不吐者、少加之、以快吐為度而止。（亡血及虛者不可與之）

28 脉緊如轉索無常者、有宿食也。

29 脉緊、頭痛風寒、腹中有宿食不化也。（一云寸口脉緊）

金匱要略方論　巻中

仲景全書　二十五

漢　長沙守　張　機仲景述
晋　太醫令　王叔和　集
宋　尚書司封郎中充秘閣校理臣　林　億　詮次
明　虞山人　趙開美　校刻

五臟風寒積聚病脉證并治　第十一

論二首　脉證十七條　方二首

1 肺中風者、口燥而喘、身運而重、冒而腫脹。

2 肺中寒、吐濁涕。

3 肺死藏、浮之虚、按之弱如葱葉、下無根者死。

4 肝中風者、頭目瞤、兩脇痛、行常傴、令人嗜甘。

5 肝中寒者、兩臂不舉、舌本燥、喜太息、胸中痛、不得轉側、食則吐而汗出也。脉經千金云、時盗汗欬、食已吐其汁。

6 肝死藏、浮之弱、按之如索不來、或曲如蛇行者死。

7 肝着、其人常欲蹈其胸上、先未苦時、但欲飲熱、旋復花湯主之。臣億等校諸本、旋復花湯方、皆闕。

8 心中風者、翕翕發熱、不能起、心中飢、食即嘔吐。

9 心中寒者、其人苦病心如噉蒜状、劇者心痛徹背、背痛徹心、譬如蠱注、其脉浮者、自吐乃愈。

10 心傷者、其人勞倦、即頭面赤而下重、心中痛而自煩、發熱、當臍跳、其脉弦、此為心藏傷所致也。

11 心死藏、浮之實、如麻豆、按之益躁疾者死。

12 邪哭使魂魄不安者、血氣少也。血氣少者、屬於心、心氣虚者、其人則畏、合目欲眠、夢遠行而精神離散、魂魄妄行。陰氣衰者為癲、陽氣衰者為狂。

13 脾中風者、翕翕發熱、形如醉人、腹中煩重、皮目瞤瞤而短氣。

14 脾死藏、浮之大堅、按之如覆杯、潔潔狀如摇者死。臣億等詳五藏各有中風中寒、今脾只載中風、腎中風中寒俱不載者、以古文簡亂極多、去古既遠、無文可以補綴也。

15 趺陽脉浮而濇、浮則胃氣强、濇則小便數、浮濇相搏、大便則堅、其脾為約、麻子仁丸主之。

〔麻子仁丸方〕

麻子仁二升　芍藥半斤　枳實一斤　大黄一斤　厚朴一尺　杏仁一升

右六味、末之、煉蜜和丸梧子大、飲服十丸、日三、以知為度。

16 腎著之病、其人身體重、腰中冷、如坐水中、形如水狀、反不渴、小便自利、飲食如故、病屬下焦、身勞汗出、衣一作表裏冷濕、久久得之、腰以下冷痛、腹重如帶五千錢、甘薑苓朮湯主之。

〔甘草乾薑茯苓白朮湯方〕

甘草二兩　白朮二兩　乾薑四兩　茯苓四兩

右四味、以水五升、煮取三升、分温三服、腰中即温。

17 腎死藏、浮之堅、按之亂如轉丸、益下入尺中者死。

18 問曰、三焦竭部、上焦竭善噫、何謂也。師曰、上焦受中焦氣未和、不能消穀、故能噫耳。下焦竭、即遺溺失便、其氣不和、不能自禁制、不須治、久則愈。

19 師曰、熱在上焦者、因欬為肺痿、熱在中焦者、則為堅。熱在下焦者、則尿血、亦令淋秘不通。大腸有寒者、多鶩溏、有熱者、便腸垢。小腸有寒者、其人下重便血、有熱者必痔。

20 問曰、病有積、有聚、有榖氣、何謂也。師曰、積者藏病也、終不移。聚者府病也、發作有時、展轉痛移、為可治。榖氣者脇下痛、按之則愈、復發、為榖氣。諸積大法、脉来細而附骨者、乃積也。寸口、積在胸中、微出寸口、積在喉中。關上、積在臍傍、上關上、積在心下、微下關、積在少腹。尺中、積在氣衝、脉出左、積在左、脉出右、積在右、脉兩出、積在中央。各以其部處之。

痰飲欬嗽病脉證并治 第十二 論一首 脉證二十一條 方十八首

1 問曰、夫飲有四、何謂也。師曰、有痰飲、有懸飲、有溢飲、有支飲。

2 問曰、四飲何以為異。師曰、其人素盛今痩、水走腸間、瀝瀝有聲、謂之痰飲。飲後水流在脇下、欬唾引痛、謂之懸飲。飲水流行、歸於四肢、當汗出而不汗出、身體疼重、謂之溢飲。欬逆倚息、短氣不得臥、其形如腫、謂之支飲。

3 水在心、心下堅築、短氣、惡水、不欲飲。

4 水在肺、吐涎沫、欲飲水。

5 水在脾、少氣身重。

6 水在肝、脇下支滿、嚏而痛。

7 水在腎、心下悸。

8 夫心下有留飲、其人背寒冷、如手大。

9 留飲者、脇下痛引缺盆、欬嗽則輒已。(一作轉甚)

10 胸中有留飲、其人短氣而渴、四肢歷節痛、脉沈者、有留飲。

11 膈上病痰、滿喘欬吐、發則寒熱、背痛腰疼、目泣自出、其人振振身瞤劇、必有伏飲。

12 夫病人飲水多、必暴喘滿。凡食少飲多、水停心下、甚者則悸、微者短氣。脉雙弦者寒也、皆大下後喜虛、脉偏弦者飲也。

13 肺飲不弦、但苦喘短氣。

14 支飲亦喘而不能臥、加短氣、其脉平也。

15 病痰飲者、當以温藥和之。

16 心下有痰飲、胸脇支滿、目眩、苓桂朮甘湯主之。

〔茯苓桂枝白朮甘草湯方〕

茯苓(四兩)　桂枝(三兩)　白朮(三兩)　甘草(二兩)

右四味、以水六升、煮取三升、分温三服、小便則利。

17 夫短氣有微飲、當從小便去之、苓桂朮甘湯主之、(方見上)腎氣丸亦主之。(方見脚氣中)

18 病者脉伏、其人欲自利、利反快、雖利、心下續堅滿、此為留飲欲去故也。甘遂半夏湯主之。

〔甘遂半夏湯方〕

甘遂 大者三枚　半夏 十二枚以水一升煮取半升去滓　芍藥 五枚　甘草 如指大一枚炙一本作無

右四味、以水二升、煮取半升、去滓、以蜜半升、和藥汁煎取八合、頓服之。

19 脉浮而細滑、傷飲。

20 脉弦數、有寒飲、冬夏難治。

21 脉沈而弦者、懸飲内痛。

22 病懸飲者、十棗湯主之。

〔十棗湯方〕

芫花 熬　甘遂　大戟 各等分

右三味、擣篩、以水一升五合、先煮肥大棗十枚、取八合、去滓、内藥末、强人服一錢七、羸人服半錢、平旦温服之、不下者、明日更加半錢、得快下後、糜粥自養。

23 病溢飲者、當發其汗、大青龍湯主之、小青龍湯亦主之。

〔大青龍湯方〕

麻黄六兩去節　桂枝二兩去皮　甘草二兩炙　杏仁四十箇去皮尖　生薑三兩　大棗十二枚　石膏如雞子大碎

右七味、以水九升、先煮麻黄、減二升、去上沫、内諸藥、煮取三升、去滓、温服一升、取微似汗、汗多者温粉粉之。

〔小青龍湯方〕

麻黄三兩去節　芍藥三兩　五味子半升　乾薑三兩　甘草三兩炙　細辛三兩　桂枝三兩去皮
半夏半升湯洗

右八味、以水一斗、先煮麻黄、減二升、去上沫、内諸藥、煮取三升、去滓、温服一升。

24 膈間支飲、其人喘滿、心下痞堅、面色黧黑、其脉沈緊、得之數十日、醫吐下之不愈、木防已湯主之。虚者即愈、實者三日復發、復與不愈者、宜木防已湯去石膏加茯苓芒硝湯主之。

〔木防已湯方〕

木防已三兩　石膏十二枚雞子大　桂枝二兩　人參四兩

右四味、以水六升、煮取二升、分温再服。

〔木防已湯去石膏加茯苓芒硝湯方〕

木防已二兩　桂枝二兩　人參四兩　芒硝三合　茯苓四兩

右五味、以水六升、煮取二升、去滓、内芒硝、再微煎、分温再服、微利則愈。

25 心下有支飲、其人苦冒眩、澤瀉湯主之。

〔澤瀉湯方〕

澤瀉五兩　白朮二兩

右二味、以水二升、煮取一升、分温再服。

26 支飲胸満者、厚朴大黄湯主之。

〔厚朴大黄湯方〕

厚朴一尺　大黄六兩　枳實四枚

右三味、以水五升、煮取二升、分温再服。

27 支飲不得息、葶藶大棗瀉肺湯主之。(方見肺癰中)

28 嘔家本渴、渴者為欲解、今反不渴、心下有支飲故也、小半夏湯主之。(千金云小半夏加茯苓湯)

〔小半夏湯方〕

半夏(一升)　生薑(半斤)

右二味、以水七升、煮取一升半、分温再服。

29 腹滿口舌乾燥、此腸間有水氣、已椒藶黃丸主之。

〔防已椒目葶藶大黃丸方〕

防已　椒目　葶藶(熬)　大黃(各一兩)

右四味、末之、蜜丸如梧子大、先食飲服一丸、日三服、稍增、口中有津液、渴者加芒硝半兩。

30 卒嘔吐、心下痞、膈間有水、眩悸者、半夏加茯苓湯主之。

〔小半夏加茯苓湯方〕

半夏（一升） 生薑（半斤） 茯苓（三兩一法四兩）

右三味、以水七升、煮取一升五合、分温再服。

31 假令瘦人、臍下有悸、吐涎沫而癲眩、此水也、五苓散主之。

〔五苓散方〕

澤瀉（一兩一分） 猪苓（三分去皮） 茯苓（三分） 白朮（三分） 桂（二分去皮）

右五味、為末、白飲服方寸匕、日三服、多飲暖水、汗出愈。

附方：

32 『外臺』〔茯苓飲〕治心胸中有停痰宿水、自吐出水後、心胸間虛、氣滿不能食、消痰氣、令能食。

茯苓 人參 白朮（各三兩） 枳實（二兩） 橘皮（二兩半） 生薑（四兩）

右六味、水六升、煮取一升八合、分温三服、如人行八九里進之。

33 欬家其脉弦、為有水、十棗湯主之。（方見上）

34 夫有支飲家、欬煩、胸中痛者、不卒死、至一百日或一歲、宜十棗湯。（方見上）

35 久欬數歲、其脉弱者可治、實大數者死、其脉虛者必苦冒、其人本有支飲在胸中故也、治屬飲家。

36 欬逆倚息、不得臥、小青龍湯主之。方見上及肺癰中○

37 青龍湯下已、多唾口燥、寸脉沈、尺脉微、手足厥逆、氣從小腹上衝胸咽、手足痺、其面翕熱如醉狀、因復下流陰股、小便難、時復冒者、與茯苓桂枝五味甘草湯、治其氣衝。

〔桂苓五味甘草湯方〕

茯苓四兩　桂枝四兩去皮　甘草三兩炙　五味子半升

右四味、以水八升、煮取三升、去滓、分三温服。

38 衝氣即低、而反更欬、胸滿者、用桂苓五味甘草湯、去桂加乾薑、細辛、以治其欬滿。

〔苓甘五味薑辛湯方〕

茯苓四兩　甘草三兩　乾薑三兩　細辛三兩　五味子半升

右五味、以水八升、煮取三升、去滓、温服半升、日三服。

39 欬滿即止、而更復渴、衝氣復發者、以細辛、乾薑為熱藥也。服之當遂渴、而渴反止者、為支飲也。支飲者、法當冒、冒者必嘔、嘔者復内半夏、以去其水。

〔桂苓五味甘草去桂加乾薑細辛半夏湯方〕

茯苓四兩　甘草二兩　細辛二兩　乾薑二兩　五味子　半夏各半升

右六味、以水八升、煮取三升、去滓、温服半升、日三服。

40 水去嘔止、其人形腫者、加杏仁主之。其證應内麻黄、以其人遂痹、故不内之。若逆而内之者、必厥。所以然者、以其人血虚、麻黄發其陽故也。

〔苓甘五味加薑辛半夏杏仁湯方〕

茯苓四兩　甘草三兩　五味子半升　乾薑三兩　細辛三兩　半夏半升　杏仁半升去皮尖

右七味、以水一斗、煮取三升、去滓温服半升、日三服。

41 若面熱如醉、此為胃熱、上衝熏其面、加大黄以利之。

〔茯甘五味加薑辛半杏大黄湯方〕

茯苓四兩　甘草三兩　五味子半升　乾薑三兩　細辛三兩　半夏半升　杏仁半升　大黄三兩

右八味、以水一斗、煮取三升、去滓、温服半升、日三服。

42 先渴後嘔、為水停心下、此屬飲家、小半夏茯苓湯主之。（方見上）

消渴小便利淋病脉證并治　第十三　脉證九條　方六首

1 厥陰之為病、消渴、氣上衝心、心中疼熱、飢而不欲食、食即吐、下之不肯止。

2 寸口脉浮而遅、浮即為虚、遅即為労、虚則衛氣不足、労則榮氣竭。趺陽脉浮而數、浮即為氣、數即為消穀而大堅（一作緊）、氣盛則溲數、溲數即堅、堅數相搏、即為消渴。

3 男子消渴、小便反多、以飲一斗、小便一斗、腎氣丸主之。（方見脚氣中）

4 脉浮小便不利、微熱消渴者、宜利小便、發汗、五苓散主之。

5 渴欲飲水、水入則吐者、名曰水逆、五苓散主之。（方見上）

6 渴欲飲水不止者、文蛤散主之。

〔文蛤散方〕

文蛤五兩

右一味、杵為散、以沸湯五合、和服方寸匕。

7 淋之為病、小便如粟狀、少腹弦急、痛引臍中。

8 趺陽脉數、胃中有熱、即消穀引食、大便必堅、小便即數。

9 淋家不可發汗、發汗則必便血。

10 小便不利者、有水氣、其人若虛、括蔞瞿麥丸主之。

〔括蔞瞿麥丸方〕

括蔞根二兩　茯苓三兩　薯蕷三兩　附子一枚炮　瞿麥一兩

右五味、末之、煉蜜丸梧子大、飲服三丸、日三服、不知、增至七八丸、以小便利、腹中温為知。

11 小便不利、蒲灰散主之、滑石白魚散、茯苓戎鹽湯並主之。

〔蒲灰散方〕

蒲灰七分　滑石三分

右二味、杵為散、飲服方寸匕、日三服。

〔滑石白魚散方〕

滑石二分　亂髮二分燒　白魚二分

右三味、杵為散、飲服半銭匕、日三服。

〔茯苓戎鹽湯方〕

茯苓半斤　白朮二兩　戎鹽彈丸大一枚

右三味。

12 渴欲飲水、口乾舌燥者、白虎加人參湯主之。方見中暍中

13 脉浮發熱、渴欲飲水、小便不利者、猪苓湯主之。

〔猪苓湯方〕

猪苓去皮　茯苓　阿膠　滑石　澤瀉各一兩

右五味、以水四升、先煮四味、取二升、去滓、内膠烊消、温服七合、日三服。

水氣病脉證并治　第十四　論七首　脉證五條　方八首

1 師曰、病有風水、有皮水、有正水、有石水、有黄汗。風水其脉自浮、外證骨節疼痛、惡風。皮水其脉亦浮、外證胕腫、按之没指、不悪風、其腹如鼓、不渴、當發其汗。正水其脉沈遲、外證自喘。石水其脉自沈、外證腹満不喘。黄汗其脉沈遲、身發熱、胸満、四肢頭面腫、久不愈、必致癰膿。

2 脉浮而洪、浮則為風、洪則為氣。風氣相搏、風强則為隱疹、身體為痒、痒為泄風、久為痂癩、氣强則為水、難以俛仰。風氣相擊、身體洪腫、汗出乃愈、悪風則虚、此為風水。不悪風者、小便通利、上焦有寒、其口多涎、此為黄汗。

3 寸口脉沈滑者、中有水氣、面目腫大、有熱、名曰風水。視人之目裹上微擁、如蚕新臥起状、其頸脉動、時時欬、按其手足上、陥而不起者、風水。

4 太陽病、脉浮而緊、法當骨節疼痛、反不疼、身體反重而酸、其人不渴、汗出即愈、此為風水、惡寒者、此為極虛、發汗得之。渴而不惡寒者、此為皮水、身腫而冷、狀如周痹、胸中窒、不能食、反聚痛、暮躁不得眠、此為黃汗、痛在骨節。欬而喘、不渴者、此為脾脹、其狀如腫、發汗即愈。然諸病此者、渴而下利、小便數者、皆不可發汗。

5 裏水者、一身面目黃腫、其脈沈、小便不利、故令病水、假如小便自利、此亡津液、故令渴也。越婢加朮湯主之。方見下

6 趺陽脈當伏、今反緊、本自有寒、疝瘕、腹中痛、醫反下之、下之即胸滿短氣。

7 趺陽脈當伏、今反數、本自有熱、消穀、小便數、今反不利、此欲作水。

8 寸口脈浮而遲、浮脈則熱、遲脈則潛、熱潛相搏、名曰沈、趺陽脈浮而數、浮脈即熱、數脈即止、熱止相搏、名曰伏。沈伏相搏、名曰水。沈則絡脈虛、伏則小便難、虛難相搏、水走皮膚、即為水矣。

9 寸口脈弦而緊、弦則衛氣不行、即惡寒、水不沾流、走於腸間。

10 少陰脈緊而沈、緊則為痛、沈則為水、小便即難。

11 脈得諸沈、當責有水、身體腫重、水病脈出者死。

12 夫水病人、目下有臥蚕、面目鮮澤、脉伏、其人消渴、病水腹大、小便不利、其脉沈絶者、有水、可下之。

13 問曰、病下利後、渴飲水、小便不利、腹滿因腫者、何也。答曰、此法當病水、若小便自利及汗出者、自當愈。

14 心水者、其身重而少氣、不得臥、煩而躁、其人陰腫。

15 肝水者、其腹大、不能自轉側、脇下腹痛、時時津液微生、小便續通。

16 肺水者、其身腫、小便難、時時鴨溏。

17 脾水者、其腹大、四肢苦重、津液不生、但苦少氣、小便難。

18 腎水者、其腹大、臍腫、腰痛、不得溺、陰下濕如牛鼻上汗、其足逆冷、面反瘦。

19 師曰、諸有水者、腰以下腫、當利小便。腰以上腫、當發汗乃愈。

20 師曰、寸口脉沈而遲、沈則為水、遲則為寒、寒水相搏、趺陽脉伏、水穀不化、脾氣衰則鶩溏、胃氣衰則身腫。少陽脉卑、少陰脉細、男子則小便不利、婦人則經水不通、經為血、血不利則為水、名曰血分。

21 問曰、病者苦水、面目身體四肢皆腫、小便不利、脉之、不言水、反言胸中痛、氣上衝咽、状如炙肉、當微欬喘。審如師言、其脉何類。師曰、寸口脉沈而緊、沈為水、緊為寒、沈緊相搏、結在關元、始時當微、年盛不覺。陽衰之後、榮衛相干、陽損陰盛、結寒微動、腎氣上衝、喉咽塞噎、脇下急痛、醫以為留飲而大下之、氣擊不去、其病不除、後重吐之、胃家虚煩、咽燥欲飲水、小便不利、水穀不化、面目手足浮腫。又與葶藶丸下水、當時如小差、食飲過度、腫復如前、胸脇苦痛、象若奔豚、其水揚溢、則浮咳喘逆。當先攻擊衝氣令止、乃治欬、欬止、其喘自差。先治新病、病當在後。

22 風水脉浮、身重汗出惡風者、防已黄耆湯主之。腹痛加芍藥。

〔防已黄耆湯方〕

防已一兩　黄耆一兩一分　白朮三分　甘草半兩炙

右剉、每服五錢七、生薑四片、棗一枚、水盞半、煎取八分、去滓温服、良久再服。

23 風水、惡風、一身悉腫、脉浮、不渴、續自汗出、無大熱、越婢湯主之。

〔越婢湯方〕

麻黄（六兩） 石膏（半斤） 生薑（三兩） 大棗（十五枚） 甘草（二兩）

右五味、以水六升、先煮麻黄、去上沫、内諸藥、煮取三升、分温三服。惡風者、加附子一枚。（炮） 風水、加朮四兩。（古今錄驗）

24 皮水為病、四肢腫、水氣在皮膚中、四肢聶聶動者、防已茯苓湯主之。

〔防已茯苓湯方〕

防已（三兩） 黄耆（三兩） 桂枝（三兩） 茯苓（六兩） 甘草（二兩）

右五味、以水六升、煮取二升、分温三服。

25 裏水、越婢加朮湯主之、甘草麻黄湯亦主之。

越婢加朮湯方（見上於内加白朮四兩又見脚氣中）

〔甘草麻黄湯方〕

甘草（二兩） 麻黄（四兩）

右二味、以水五升、先煮麻黄、去上沫、内甘草、煮取三升、温服一升、重覆汗出、不汗再服、愼風寒。

26 水之為病、其脉沈小、屬少陰。浮者為風。無水、虛脹者為氣。水、發其汗即已。脉沈者、宜麻黄附子湯。浮者宜杏子湯。

〔麻黄附子湯方〕

麻黄（三兩）　甘草（二兩）　附子（一枚炮）

右三味、以水七升、先煮麻黄、去上沫、内諸藥、煮取二升半、温服八分、日三服。

杏子湯方（未見恐是麻黄杏仁甘草石膏湯）

27 厥而皮水者、蒲灰散主之。（方見消渇中）

28 問曰、黄汗之為病、身體腫、（一作重）發熱汗出而渇、狀如風水、汗沾衣、色正黄如蘖汁、脉自沈、何從得之。師曰、以汗出入水中浴、水從汗孔入得之、宜耆芍桂酒湯主之。

〔黄耆芍藥桂枝苦酒湯方〕

黄耆（五兩）　芍藥（三兩）　桂枝（三兩）

右三味、以苦酒一升、水七升、相和煮取三升、温服一升、當心煩、服至六七日乃解。若心煩不止者、以苦酒阻故也。（一方用美酒醯代苦酒）

29 黄汗之病、兩脛自冷、假令發熱、此屬歷節。食已汗出、又身常暮盜汗出者、此勞氣也。若汗出已、反發熱者、久久其身必甲錯、發熱不止者、必生悪瘡。若身重汗出已、輒輕者、久久必身瞤、瞤即胸中痛、又從腰以上必汗出、下無汗、腰髖弛痛、如有物在皮中狀、劇者不能食、身疼重、煩燥、小便不利、此為黄汗、桂枝加黄耆湯主之。

〔桂枝加黄耆湯方〕

桂枝三兩　芍藥三兩　甘草二兩　生薑三兩　大棗十二枚　黄耆二兩

右六味、以水八升、煮取三升、温服一升、須臾、飲熱稀粥一升餘、以助藥力、温服取微汗、若不汗更服。

30 師曰、寸口脉遲而濇、遲則為寒、濇為血不足。趺陽脉微而遲、微則為氣、遲則為寒、寒氣不足、則手足逆冷、手足逆冷、則榮衛不利、榮衛不利、則腹満脇鳴相逐。氣轉膀胱、榮衛倶勞。陽氣不通即身冷、陰氣不通即骨疼。陽前通則悪寒、陰前通則痺不仁、陰陽相得、其氣乃行、大氣一轉、其氣乃散、實則失氣、虚則遺尿、名曰氣分。

31 氣分、心下堅、大如盤、邊如旋杯、水飲所作、桂枝去芍藥加麻黄細辛附子湯主之。

〔桂枝去芍藥加麻黄細辛附子湯方〕

桂枝三兩　生薑三兩　甘草二兩　大棗十二枚　麻黄二兩　細辛二兩　附子一枚炮

右七味、以水七升、煮麻黄、去上沫、内諸藥、煮取二升、分温三服、當汗出、如蟲行皮中即愈。

32 心下堅、大如盤、邊如旋盤、水飲所作、枳朮湯主之。

〔枳朮湯方〕

枳實七枚　白朮二兩

右二味、以水五升、煮取三升、分温三服、腹中耎、即當散也。

附方：

33 『外臺』〔防已黄耆湯〕 治風水、脉浮為在表、其人或頭汗出、表無他病、病者但下重、從腰以上為和、腰以下當腫及陰、難以屈伸。方見風濕中

黄疸病脉證并治 第十五 論二首 脉證十四條 方七首

1 寸口脉浮而緩、浮則為風、緩則為痺、痺非中風。四肢苦煩、脾色必黄、瘀熱以行。

2 趺陽脉緊而數、數則為熱、熱則消穀、緊則為寒、食即為滿。尺脉浮為傷腎、趺陽脉緊為傷脾。風寒相搏、食穀即眩、穀氣不消、胃中苦濁、濁氣下流、小便不通、陰被其寒、熱流膀胱、身體盡黄、名曰穀疸。額上黒、微汗出、手足中熱、薄暮即發、膀胱急、小便自利、名曰女勞疸、腹如水状、不治。心中懊憹而熱、不能食、時欲吐、名曰酒疸。

3 陽明病脉遲者、食難用飽、飽則發煩、頭眩、小便必難、此欲作穀疸。雖下之、腹滿如故、所以然者、脉遲故也。

4 夫病酒黄疸、必小便不利、其候心中熱、足下熱、是其證也。

5 酒黄疸者、或無熱、靖言了、腹滿、欲吐、鼻燥、其脉浮者先吐之、沈弦者先下之。

6 酒疸、心中熱欲嘔者、吐之愈。

7 酒疸下之、久久為黑疸、目青面黑、心中如噉蒜虀状、大便正黑、皮膚爪之不仁、其脉浮弱、雖黑微黄、故知之。

8 師曰、病黄疸、發熱煩喘、胸滿口燥者、以病發時、火劫其汗、兩熱所得、然黄家所得、從濕得之。一身盡發熱、而黄、肚熱、熱在裏、當下之。

9 脉沈、渇欲飲水、小便不利者、皆發黄。

10 腹滿、舌痿黄、燥不得睡、屬黄家。（舌痿疑作身痿）

11 黄疸之病、當以十八日為期、治之十日以上瘥、反極為難治。

12 疸而渇者、其疸難治、疸而不渇者、其疸可治。發於陰部、其人必嘔、陽部、其人振寒而發熱也。

13 穀疸之為病、寒熱不食、食即頭眩、心胸不安、久久發黄、為穀疸。茵蔯蒿湯主之。

〔茵蔯蒿湯方〕

茵蔯蒿（六兩）　梔子（十四枚）　大黄（二兩）

右三味、以水一斗、先煮茵蔯、減六升、内二味煮取三升、去滓、分温三服、小便當利、尿如皁角汁状、色正赤、一宿腹減、黄從小便去也。

14 黄家、日晡所發熱、而反悪寒、此為女勞得之。膀胱急、少腹滿、身盡黄、額上黒、足下熱、因作黒疸。其腹脹如水状、大便必黒、時溏、此女勞之病、非水也。腹滿者難治。消石礬石散主之。

〔消石礬石散方〕

消石　礬石（焼等分）

右二味、為散、以大麥粥汁和服方寸匕、日三服。病隨大小便去、小便正黄、大便正黒、是候也。

15 酒黄疸、心中懊憹、或熱痛、梔子大黄湯主之。

〔梔子大黄湯方〕

梔子（十四枚）　大黄（一兩）　枳實（五枚）　豉（一升）

右四味、以水六升、煮取二升、分温三服。

16 諸病黄家、但利其小便、假令脉浮、當以汗解之、宜桂枝加黄耆湯主之。（方見水病中）

17 諸黄、猪膏髮煎主之。

〔猪膏髮煎方〕

猪膏半斤　亂髮如雞子大三枚

右二味、和膏中煎之、髮消藥成、分再服、病從小便出。

18 黄疸病、茵蔯五苓散主之。一本云茵蔯湯及五苓散並主之

〔茵蔯五苓散方〕

茵蔯蒿末十分　五苓散五分○方見痰飲中

右二物和、先食飲方寸匕、日三服。

19 黄疸、腹滿、小便不利而赤、自汗出、此為表和裏實、當下之、宜大黄消石湯。

〔大黄消石湯方〕

大黄　黄蘗　消石各四兩　梔子十五枚

右四味、以水六升、煮取二升、去滓、内消更煮、取一升、頓服。

20 黄疸病、小便色不変、欲自利、腹滿而喘、不可除熱、熱除必噦。噦者、小半夏湯主之。

（方見痰飲中。）

21 諸黄、腹痛而嘔者、宜柴胡湯。（必小柴胡湯 方見嘔吐中）

22 男子黄、小便自利、當與虚勞小建中湯。（方見虚勞中）

附方：

23 〔瓜蒂湯〕○ 治諸黄。（方見暍病中）

24 『千金』〔麻黄醇酒湯〕 治黄疸。

麻黄（三兩）

右一味、以美清酒五升、煮取二升半、頓服盡。冬月用酒、春月用水煮之。

驚悸吐衄下血胸滿瘀血病脉證治　第十六　脉證十二條　方五首

1 寸口脉動而弱、動即為驚、弱則為悸。

2 師曰、尺脉浮、目睛暈黄、衄未止。暈黄去目睛慧了、知衄今止。

3 又曰、從春至夏衄者太陽、從秋至冬衄者陽明。

4 衄家不可汗、汗出必額上陷、脉緊急、直視不能眴、不得眠。

5 病人面無血色、無寒熱、脉沈弦者衄、浮弱、手按之絶者、下血、煩欬者、必吐血。

6 夫吐血、欬逆上氣、其脉數而有熱、不得臥者死。

7 夫酒客欬者、必致吐血、此因極飲過度所致也。

8 寸口脉弦而大、弦則為減、大則為芤、減則為寒、芤則為虚、寒虚相擊、此名曰革、婦人則半産漏下、男子則亡血。

9 亡血不可發其表、汗出則寒慄而振。

10 病人胸滿、唇痿、舌青、口燥、但欲嗽水不欲嚥、無寒熱、脉微大来遅、腹不滿、其人言我滿、為有瘀血。

11 病者如熱状、煩滿、口乾燥而渴、其脉反無熱、此為陰伏、是瘀血也、當下之。

12 火邪者、桂枝去芍藥加蜀漆牡蠣龍骨救逆湯主之。

〔桂枝救逆湯方〕

桂枝（三兩去皮）　甘草（二兩炙）　生薑（三兩）　牡蠣（五兩熬）　龍骨（四兩）　大棗（十二枚）　蜀漆（三兩洗去腥）

右為末、以水一斗二升、先煮蜀漆、減二升、内諸藥、煮取三升、去滓、温服一升。

13 心下悸者、半夏麻黃丸主之。

〔半夏麻黃丸方〕

半夏　麻黃（等分）

右二味、末之、煉蜜和丸小豆大、飲服三丸、日三服。

14 吐血不止者、柏葉湯主之。

〔柏葉湯方〕

柏葉　乾薑（各三兩）　艾（三把）

右三味、以水五升、取馬通汁一升合煮、取一升、分温再服。

15 下血、先便後血、此遠血也、黃土湯主之。

〔黃土湯方〕（亦主吐血衄血）

甘草　乾地黄　白朮　附子(炮)　阿膠　黄芩(各三兩)　竈中黄土(半斤)

右七味、以水八升、煮取三升、分温二服。

16 下血、先血後便、此近血也、赤小豆當歸散主之。(方見孤惑中)

17 心氣不足、吐血、衄血、瀉心湯主之。

〔瀉心湯方〕(亦治霍亂)

大黄(二兩)　黄連(一兩)　黄芩(一兩)

右三味、以水三升、煮取一升、頓服之。

嘔吐噦下利病脉證治　第十七　論一首　脉證二十七條　方二十三首

1 夫嘔家有癰膿、不可治嘔、膿盡自愈。

2 先嘔却渴者、此為欲解。先渴却嘔者、為水停心下、此屬飲家。嘔家本渴、今反不渴者、以心下有支飲故也、此屬支飲。

3 問曰、病人脉數、數為熱、當消穀引食、而反吐者何也。師曰、以發其汗、令陽微膈氣虚、脉乃數、數為客熱、不能消穀、胃中虚冷故也。脉弦者虚也、胃氣無餘、朝食暮吐、変為胃反。寒在於上、醫反下之、令脉反弦、故名曰虚。

4 寸口脉微而數、微則無氣、無氣則榮虚、榮虚則血不足、血不足則胸中冷。

5 趺陽脉浮而濇、浮則為虚、濇則傷脾、脾傷則不磨、朝食暮吐、暮食朝吐、宿穀不化、名曰胃反。脉緊而濇、其病難治。

6 病人欲吐者、不可下之。

7 噦而腹滿、視其前後、知何部不利、利之即愈。

8 嘔而胸滿者、茱萸湯主之。

〔茱萸湯方〕

呉茱萸一升　人參三兩　生薑六兩　大棗十二枚

右四味、以水五升、煮取三升、温服七合、日三服。

9 乾嘔、吐涎沫、頭痛者、茱萸湯主之。（方見上）

10 嘔而腸鳴、心下痞者、半夏瀉心湯主之。

〔半夏瀉心湯方〕

半夏（半升洗）　黄芩（三兩）　乾薑（三兩）　人參（三兩）　黄連（一兩）　大棗（十二枚）　甘草（三兩炙）

右七味、以水一斗、煮取六升、去滓、再煮取三升、温服一升、日三服。

11 乾嘔而利者、黄芩加半夏生薑湯主之。

〔黄芩加半夏生薑湯方〕

黄芩（三兩）　甘草（二兩炙）　芍藥（二兩）　半夏（半升）　生薑（三兩）　大棗（十二箇）

右六味、以水一斗、煮取三升、去滓、温服一升、日再、夜一服。

12 諸嘔吐、穀不得下者、小半夏湯主之。（方見痰飲中）

13 嘔吐而病在膈上、後思水者解、急與之。思水者、猪苓散主之。

〔猪苓散方〕

猪苓　茯苓　白朮（各等分）

右三味、杵為散、飲服方寸匕、日三服。

14 嘔而脈弱、小便復利、身有微熱、見厥者、難治。四逆湯主之。

〔四逆湯方〕

附子一枚生用　乾薑一兩半　甘草二兩炙

右三味、以水三升、煮取一升二合、去滓、分温再服。强人可大附子一枚、乾薑三兩。

15 嘔而發熱者、小柴胡湯主之。

〔小柴胡湯方〕

柴胡半斤　黄芩三兩　人參三兩　甘草三兩　半夏半斤　生薑三兩　大棗十二枚

右七味、以水一斗二升、煮取六升、去滓、再煎取三升、温服一升、日三服。

16 胃反嘔吐者、大半夏湯主之。千金云、治胃反不受食、食入即吐、外臺云、治嘔心下痞鞕者

〔大半夏湯方〕

半夏二升洗完用　人參三兩　白蜜一升

右三味、以水一斗二升、和蜜揚之二百四十遍、煮藥取二升半、温服一升、餘分再服。

17 食已即吐者、大黄甘草湯主之。 外臺方又治吐水

〔大黄甘草湯方〕

大黄四兩　甘草一兩

右二味、以水三升、煮取一升、分温再服。

18 胃反、吐而渴、欲飲水者、茯苓澤瀉湯主之。

〔茯苓澤瀉湯方〕 外臺云治消渴脉絶胃反吐食之有小麥一升

茯苓半斤　澤瀉四兩　甘草二兩　桂枝二兩　白朮三兩　生薑四兩

右六味、以水一斗、煮取三升、内澤瀉再煮取二升半、温服八合、日三服。

19 吐後渴欲得水而貪飲者、文蛤湯主之。兼主微風脉緊、頭痛。

〔文蛤湯方〕

文蛤五兩　麻黄三兩　甘草三兩　生薑三兩　石膏五兩　杏仁五十枚　大棗十二枚

右七味、以水六升、煮取二升、温服一升、汗出即愈。

20 乾嘔吐逆、吐涎沫、半夏乾薑散主之。

〔半夏乾薑散方〕

半夏　乾薑各等分

右二味、杵為散、取方寸匕、漿水一升半、煎取七合、頓服之。

21 病人胸中似喘不喘、似嘔不嘔、似噦不噦、徹心中憒憒然無奈者、生薑半夏湯主之。

〔生薑半夏湯方〕

半夏半升○　生薑汁一升

右二味、以水三升、煮半夏取二升、内生薑汁、煮取一升半、小冷分四服、日三、夜一服、止、停後服。

22 乾嘔、噦、若手足厥者、橘皮湯主之。

〔橘皮湯方〕

橘皮四両　生薑半斤

右二味、以水七升、煮取三升、温服一升、下咽即愈。

23 噦逆者、橘皮竹茹湯主之。

〔橘皮竹茹湯方〕

橘皮二升　竹茹二升　大棗三十枚　生薑半斤　甘草五兩　人參一兩

右六味、以水一斗、煮取三升、温服一升、日三服。

24 夫六府氣絶於外者、手足寒、上氣、脚縮、五藏氣絶於内者、利不禁、下甚者、手足不仁。

25 下利脉沈弦者、下重。脉大者、為未止。脉微弱數者、為欲自止、雖發熱不死。

26 下利、手足厥冷、無脉者、灸之不温、若脉不還、反微喘者死。少陰負趺陽者、為順也。

27 下利、有微熱而渴、脉弱者、今自愈。

28 下利脉數、有微熱汗出、今自愈、設脉緊、為未解。

29 下利、脉數而渴者、今自愈。設不差、必清膿血、以有熱故也。

30 下利、脉反弦、發熱身汗者、自愈。

31 下利氣者、當利其小便。

32 下利、寸脉反浮數、尺中自濇者、必清膿血。

33 下利清穀、不可攻其表、汗出必脹滿。

34 下利、脉沈而遲、其人面少赤、身有微熱、下利清穀者、必鬱冒汗出而解。病人必微熱所以然者、其面戴陽、下虚故也。

35 下利後脉絶、手足厥冷、晬時脉還、手足温者生、脉不還者死。

36 下利、腹脹滿、身體疼痛者、先温其裏、乃攻其表。温裏宜四逆湯、攻表宜桂枝湯。

四逆湯方 方見上

〔桂枝湯方〕

桂枝三兩去皮　芍藥三兩　甘草二兩炙　生薑三兩　大棗十二枚

右五味、㕮咀、以水七升、微火煮取三升、去滓、適寒温服一升、服已、須臾啜稀粥一升、以助藥力、温覆令一時許、遍身漐漐微似有汗者益佳、不可令如水淋漓、若一服汗出病差、停後服。

37 下利三部脉皆平、按之心下堅者、急下之、宜大承氣湯。

38 下利脉遲而滑者、實也、利未欲止、急下之、宜大承氣湯。

39 下利、脉反滑者、當有所去、下乃愈、宜大承氣湯。

40 下利已差、至其年月日時復發者、以病不盡故也、當下之、宜大承氣湯。

大承氣湯方（見痓病中）

41 下利讝語者、有燥屎也、小承氣湯主之。

〔小承氣湯方〕

大黄四兩　厚朴二兩炙　枳實大者三枚炙

右三味、以水四升、煮取一升二合、去滓、分温二服。得利則止

42 下利便膿血者、桃花湯主之。

〔桃花湯方〕

赤石脂一斤一半剉一半篩末　乾薑一兩　粳米一升

右三味、以水七升、煮米令熟、去滓、温七合、内赤石脂末方寸匕、日三服、若一服愈、餘勿服。

43 熱利下重者、白頭翁湯主之。

〔白頭翁湯方〕

白頭翁二兩　黄連三兩　黄柏三兩　秦皮三兩

右四味、以水七升、煮取二升、去滓、温服一升、不愈更服。

44 下利後、更煩、按之心下濡者、為虚煩也、梔子豉湯主之。

〔梔子豉湯方〕

梔子十四枚　香豉四合綿裹

右二味、以水四升、先煮梔子、得二升半、内豉煮取一升半、去滓、分二服、温進一服、得吐則止。

45 下利清穀、裏寒外熱、汗出而厥者、通脉四逆湯主之。

〔通脉四逆湯方〕

附子大者一枚生用　乾薑三兩強人可四兩　甘草二兩炙

右三味、以水三升、煮取一升二合、去滓、分温再服。

46 下利肺痛、紫參湯主之。

〔紫參湯方〕

紫參半斤　甘草三兩

右二味、以水五升、先煮紫參取二升、内甘草煮取一升半、分温三服。疑非仲景方

47 氣利、訶梨勒散主之。

〔訶梨勒散方〕

訶梨勒十枚煨

右一味、為散、粥飲和、頓服。疑非仲景方

附方：

48 『千金翼』〔小承氣湯〕治大便不通、噦、數譫語。方見上

49 『外臺』〔黄芩湯〕治乾嘔下利。

黄芩三兩　人參三兩　乾薑三兩　桂枝一兩　大棗十二枚　半夏半升

右六味、以水七升、煮取三升、温分三服。

瘡癰腸癰浸淫病脈證并治　第十八　論一首　脈證三條　方五首

1 諸浮數脈、應當發熱、而反洒淅悪寒、若有痛處、當發其癰。

2 師曰、諸癰腫欲知有膿、無膿、以手掩腫上、熱者為有膿。不熱者、為無膿。

3 腸癰之為病、其身甲錯、腹皮急、按之濡如腫状、腹無積聚、身無熱、脈數、此為腹内有癰膿、薏苡附子敗醬散主之。

〔薏苡附子敗醬散方〕

薏苡仁十分　附子二分　敗醬五分

右三味、杵為末、取方寸匕、以水二升、煎減半、頓服。小便當下

4 腸癰者、少腹腫痞、按之即痛、如淋、小便自調、時時發熱、自汗出、復悪寒。其脈遅緊者、膿未成、可下之、當有血。脈洪數者、膿已成、不可下也、大黄牡丹湯主之。

〔大黄牡丹湯方〕

大黄四兩　牡丹一兩　桃仁五十箇　瓜子半升　芒消三合

右五味、以水六升、煮取一升、去滓、内芒消、再煎沸、頓服之、有膿當下、如無膿當下血。

5 問曰、寸口脉浮微而澁、然當亡血、若汗出、設不汗者云何。答曰、若身有瘡、被刀斧所傷、亡血故也。

6 病金瘡、王不留行散主之。

〔王不留行散方〕

王不留行十分八月八日採　蒴藋細葉十分七月七日採　桑東南根白皮十分三月三日採　甘草十八分　川椒三分除目及閉口去汗○

黄芩二分　乾薑二分　芍藥二分　厚朴二分

右九味、桑根皮以上三味燒灰存性、勿令灰過、各別杵篩、合治之為散、服方寸匕、小瘡即粉之、大瘡但服之、産後亦可服。如風寒、桑東根勿取之、前三物皆陰乾百日。

7 〔排膿散方〕

枳實十六枚　芍藥六分　桔梗二分

右三味、杵為散、取雞子黃一枚、以藥散與雞黃相等、揉和令相得、飲和服之、日一服。

8 〔排膿湯方〕

甘草二兩　桔梗三兩　生薑一兩　大棗十枚

右四味、以水三升、煮取一升、温服五合、日再服。

9 浸淫瘡、從口流向四肢者、可治。從四肢流来入口者、不可治。

10 浸淫瘡、黃連粉主之。方未見

趺蹶手指臂腫轉筋陰狐疝蚘蟲病脉證治　第十九　論一首　脉證一條　方四首

1 師曰、病趺蹶、其人但能前、不能却、刺腨入二寸、此太陽經傷也。

2 病人常以手指臂腫動、此人身體瞤瞤者、藜蘆甘草湯主之。

藜蘆甘草湯方 未見

3 轉筋之為病、其人臂脚直、脉上下行、微弦、轉筋入腹者、雞屎白散主之。

〔雞屎白散方〕

雞屎白

右一味、為散、取方寸匕、以水六合、和温服。

4 陰狐疝氣者、偏有小大、時時上下、蜘蛛散主之。

〔蜘蛛散方〕

蜘蛛 十四枚 熬焦　桂枝 半兩

右二味、為散、取八分一匕、飲和服、日再服、蜜丸亦可。

5 問曰、病腹痛有蟲、其脉何以別之。師曰、腹中痛、其脉當沈、若弦反洪大、故有蚘蟲。

6 蚘蟲之為病、令人吐涎、心痛發作有時、毒藥不止、甘草粉蜜湯主之。

〔甘草粉蜜湯方〕

甘草 二兩　粉 一兩重　蜜 四兩

右三味、以水三升、先煮甘草取二升、去滓、内粉蜜、攪令和、煎如薄粥、温服一升、差即止。

7 蚘厥者、當吐蚘、令病者靜而復時煩、此為藏寒、蚘上入膈、故煩。須臾復止、得食而嘔、又煩者、蚘聞食臭出、其人常自吐蚘。

8 蚘厥者、烏梅丸主之。

〔烏梅丸方〕

烏梅三百箇　細辛六兩　乾薑十兩　黃連一斤　當歸四兩　附子六兩炮　川椒四兩去汗　桂枝六兩
人參六兩　黃蘗六兩

右十味、異擣篩、合治之、以苦酒漬烏梅一宿、去核、蒸之五升米下、飯熟擣成泥、和藥令相得、内臼中、與蜜杵二千下、丸如梧子大、先食飲服十丸、日三服、稍加至二十丸。禁生、冷、滑、臭等食。

金匱要略方論　巻下

仲景全書二十六

漢　長沙守　張　機仲景述
晋　太醫令　王叔和　集
宋　尚書司封郎中充秘閣校理臣　林　億　詮次
明　虞山人　趙開美　校刻

婦人妊娠病脉證并治　第二十　證三條　方八首

1 師曰、婦人得平脉、陰脉小弱、其人渇、不能食、無寒熱、名妊娠、桂枝湯主之。方見利中
於法六十日、當有此證、設有醫治逆者、却一月、加吐下者、則絶之。

2 婦人宿有癥病、經断未及三月、而得漏下不止、胎動在臍上者、為癥痼害。　妊娠六月

動者、前三月經水利時、胎也。下血者、後斷三月衃也。所以血不止者、其癥不去故也、當下其癥、桂枝茯苓丸主之。

〔桂枝茯苓丸方〕

桂枝　茯苓　牡丹去心　桃仁去皮尖熬　芍藥各等分

右五味、末之、煉蜜和丸如兎屎大、每日食前服一丸、不知、加至三丸。

3 婦人懷娠六七月、脉弦發熱、其胎愈脹、腹痛惡寒者、少腹如扇、所以然者、子藏開故也、當以附子湯温其藏。方未見

4 師曰、婦人有漏下者、有半産後因續下血都不絶者、有妊娠下血者、假令妊娠腹中痛、為胞阻、膠艾湯主之。

〔芎歸膠艾湯方〕一方加乾薑一兩、胡洽治婦人胞動、無乾薑

芎藭二兩　阿膠二兩　甘草二兩　艾葉三兩　當歸三兩　芍藥四兩　乾地黄六兩

右七味、以水五升、清酒三升、合煮取三升、去滓、内膠令消盡、温服一升、日三服、不差更作。

5 婦人懐娠腹中疞痛、當歸芍藥散主之。

〔當歸芍藥散方〕

當歸三兩　芍藥一斤　茯苓四兩　白朮四兩　澤瀉半斤　芎藭半斤一作三兩

右六味、杵為散、取方寸七、酒和、日三服。

6 妊娠嘔吐不止、乾薑人參半夏丸主之。

〔乾薑人參半夏丸方〕

乾薑一兩　人參一兩　半夏二兩

右三味、末之、以生薑汁糊為丸如梧子大、飲服十丸、日三服。

7 妊娠小便難、飲食如故、歸母苦參丸主之。

〔當歸貝母苦參丸方〕男子加滑石半兩

當歸　貝母　苦參各四兩

右三味、末之、煉蜜丸如小豆大、飲服三丸、加至十丸。

8 妊娠有水氣、身重、小便不利、洒淅惡寒、起即頭眩、葵子茯苓散主之。

〔葵子茯苓散方〕

葵子一斤　茯苓三兩

右二味、杵為散、飲服方寸匕、日三服、小便利則愈。

9 婦人妊娠、宜常服當歸散主之。

〔當歸散方〕

當歸　黄芩　芍藥　芎藭各一斤　白朮半斤

右五味、杵為散、酒飲服方寸匕、日再服。妊娠常服、即易産、胎無苦疾、産後百病悉主之。

10 妊娠養胎、白朮散主之。

〔白朮散方〕見外臺

白朮　芎藭　蜀椒三分去汗　牡蠣

右四味、杵為散、酒服一錢匕、日三服、夜一服。但苦痛加芍藥。心下毒痛倍加芎藭。心煩吐痛不能食飲、加細辛一兩、半夏大者二十枚、服之後、更以醋漿水服之。若嘔、以醋漿水服之、復不解者、小麥汁服之。已後渴者、大麥粥服之。病雖愈、服之勿置。

婦人傷胎懷身、腹滿不得小便、從腰以下重、如有水氣狀、懷身七月、太陰當養不養、此心氣實、當刺瀉勞宮及關元、小便微利則愈。見玉函

婦人産後病脉證治 第二十一 論一首 證六條 方七首

問曰、新産婦人有三病、一者病痓、二者病鬱冒、三者大便難、何謂也。師曰、新産血虛、多汗出、喜中風、故令病痓。亡血復汗、寒多、故令鬱冒。亡津液、胃燥、故大便難。

産婦鬱冒、其脉微弱、嘔不能食、大便反堅、但頭汗出、所以然者、血虛而厥、厥而必冒、冒家欲解、必大汗出、以血虛下厥、孤陽上出、故頭汗出。所以産婦喜汗出者、亡陰血虛、陽氣獨盛、故當汗出、陰陽乃復。大便堅、嘔不能食、小柴胡湯主之。方見嘔吐中

3 病解能食、七八日更發熱者、此為胃實、大承氣湯主之。（方見痓中）

4 産後腹中疞痛、當歸生薑羊肉湯主之。并治腹中寒疝、虛勞不足。

當歸生薑羊肉湯方（見寒疝中）

5 産後腹痛、煩滿不得臥、枳實芍藥散主之。

〔枳實芍藥散方〕

枳實（燒令黑勿太過）　芍藥（等分）

右二味、杵為散、服方寸匕、日三服、并主癰膿、以麥粥下之。

6 師曰、産婦腹痛、法當以枳實芍藥散、假令不愈者、此為腹中有乾血着臍下、宜下瘀血湯主之。亦主經水不利。

〔下瘀血湯方〕

大黄（二兩）　桃仁（二十枚）　䗪蟲（二十枚熬去足）

右三味、末之、煉蜜和為四丸、以酒一升、煎一丸、取八合、頓服之、新血下如豚肝。

7 産後七八日、無太陽證、少腹堅痛、此惡露不盡、不大便、煩躁發熱、切脉微實、再倍

發熱、日晡時煩躁者、不食、食則讝語、至夜即愈、宜大承氣湯主之。熱在裏、結在膀胱也。（方見痙病中）

8 産後風、續之數十日不解、頭微痛惡寒、時時有熱、心下悶、乾嘔汗出、雖久、陽旦證續在耳、可與陽旦湯。（即桂枝湯方見下利中）

9 産後中風、發熱、面正赤、喘而頭痛、竹葉湯主之。

〔竹葉湯方〕

竹葉（一把）　葛根（三兩）　防風　桔梗　桂枝　人參　甘草（各一兩）　附子（一枚炮）　大棗（十五枚）

生薑（五兩）

右十味、以水一斗、煮取二升半、分温三服、温覆使汗出。頸項強、用大附子一枚、破之如豆大、煎藥揚去沫、嘔者、加半夏半升洗。

10 婦人乳中虛、煩亂、嘔逆、安中益氣、竹皮大丸主之。

〔竹皮大丸方〕

生竹茹（二分）　石膏（二分）　桂枝（一分）　甘草（七分）　白薇（一分）

右五味、末之、棗肉和丸彈子大、以飲服一丸、日三、夜二服。有熱者、倍白薇。煩喘者、加柏實一分。

11 產後下利虛極、白頭翁加甘草阿膠湯主之。

〔白頭翁加甘草阿膠湯方〕

白頭翁二兩　黃連　蘗皮　秦皮各三兩　甘草二兩　阿膠二兩

右六味、以水七升、煮取二升半、內膠令消盡、分温三服。

附方：

12 『千金』〔三物黃芩湯〕治婦人在草蓐、自發露得風。四肢苦煩熱、頭痛者、與小柴胡湯。頭不痛但煩者、此湯主之。

黃芩一兩　苦參二兩　乾地黃四兩

右三味、以水八升、煮取二升、温服一升、多吐下蟲。

13 『千金』〔內補當歸建中湯〕治婦人產後、虛羸不足、腹中刺痛不止、吸吸少氣、或苦少腹中急、摩痛引腰背、不能食飲。產後一月、日得服四五劑為善、令人強壯宜。

當歸四兩　桂枝三兩　芍藥六兩　生薑三兩　甘草二兩　大棗十二枚

右六味、以水一斗、煮取三升、分温三服、一日令盡。若大虛、加飴糖六兩、湯成内之、於火上煖令飴消。若去血過多、崩傷内衄不止、加地黄六兩、阿膠二兩、合八味、湯成内阿膠。若無當歸、以芎藭代之、若無生薑、以乾薑代之。

婦人雜病脉證并治　第二十二　論一首　脉證合十四條　方十六首

1 婦人中風七八日、續来寒熱、發作有時、經水適断、此為熱入血室。其血必結、故使如瘧状、發作有時、小柴胡湯主之。方見嘔吐中

2 婦人傷寒發熱、經水適来、晝日明了、暮則譫語、如見鬼状者、此為熱入血室。治之無犯胃氣及上二焦、必自愈。

3 婦人中風、發熱悪寒、經水適来、得七八日、熱除、脉遅、身涼和、胸脇滿、如結胸状、

讝語者、此為熱入血室也、當刺期門、隨其實而取之。

4 陽明病、下血讝語者、此為熱入血室、但頭汗出、當刺期門、隨其實而瀉之。濈然汗出者愈。

5 婦人咽中如有炙臠、半夏厚朴湯主之。

〔半夏厚朴湯方〕（千金作胸滿、心下堅、咽中怗怗如有炙肉、吐之不出、呑之不下。）

半夏一升　厚朴三兩　茯苓四兩　生薑五兩　乾蘇葉二兩

右五味、以水七升、煮取四升、分温四服、日三、夜一服。

6 婦人藏躁、喜悲傷、欲哭、象如神靈所作、數欠伸、甘麥大棗湯主之。

〔甘草小麥大棗湯方〕

甘草三兩　小麥一升　大棗十枚

右三味、以水六升、煮取三升、温分三服、亦補脾氣。

7 婦人吐涎沫、醫反下之、心下即痞、當先治其吐涎沫、小青龍湯主之。涎沫止、乃治痞、瀉心湯主之。

〔小青龍湯方〕見肺癰中

〔瀉心湯方〕見驚悸中

8 婦人之病、因虚積冷結氣、為諸經水断絶、至有歷年、血寒積結、胞門寒傷、經絡凝堅。在上嘔吐涎唾、久成肺癰、形體損分。在中盤結、繞臍寒疝、或兩脇疼痛、與藏相連、或結熱中、痛在關元、脉數無瘡、肌若魚鱗、時着男子、非止女身。在下未多、經候不匀、冷陰掣痛、少腹悪寒、或引腰脊、下根氣街、氣衝急痛、膝脛疼煩、奄忽眩冒、狀如厥癲、或有憂慘、悲傷多嗔、此皆帶下、非有鬼神。久則羸痩、脉虚多寒。三十六病、千変萬端、審脉陰陽、虚實緊弦、行其針藥、治危得安、其雖同病、脉各異源、子當辯記、勿謂不然。

9 問曰、婦人年五十所、病下利數十日不止、暮即發熱、少腹裏急、腹滿、手掌煩熱、唇口乾燥、何也。師曰、此病屬帶下。何以故。曾經半產、瘀血在少腹不去。何以知之。其證唇口乾燥、故知之。當以温經湯主之。

〔温經湯方〕

呉茱萸三兩　當歸二兩　芎藭二兩　芍藥二兩　人參二兩　桂枝二兩　阿膠二兩　生薑二兩

牡丹皮二兩去心　甘草二兩　半夏半升　麥門冬一升去心

右十二味、以水一斗、煮取三升、分温三服。亦主婦人少腹寒、久不受胎、兼取崩中去血、或月水来過多、及至期不来。

10 帯下經水不利、少腹滿痛、經一月再見者、土瓜根散主之。

〔土瓜根散方〕陰㿗腫亦主之

土瓜根　芍藥　桂枝　䗪蟲各三分

右四味、杵為散、酒服方寸匕、日三服。

11 寸口脉弦而大、弦則為減、大則為芤、減則為寒、芤則為虚、寒虚相搏、此名曰革、婦人則半産漏下、旋覆花湯主之。

〔旋覆花湯方〕

旋覆花三兩　葱十四莖　新絳少許

右三味、以水三升、煮取一升、頓服之。

12 婦人陥經漏下、黑不解、膠薑湯主之。臣億等校諸本、無膠薑湯方、想是妊娠中膠艾湯。

13 婦人少腹滿、如敦狀、小便微難而不渇、生後者、此為水與血、倶結在血室也、大黄甘遂湯主之。

〔大黄甘遂湯方〕

大黄四兩　甘遂二兩　阿膠二兩

右三味、以水三升、煮取一升、頓服之、其血當下。

14 婦人經水不利下、抵當湯主之。亦治男子膀胱滿急、有瘀血者。

〔抵當湯方〕

水蛭三十箇熬　虻蟲三十枚熬去翅足　桃仁二十箇去皮尖　大黄三兩酒浸

右四味、為末、以水五升、煮取三升、去滓、温服一升。

15 婦人經水閉不利、藏堅癖不止、中有乾血、下白物、礬石丸主之。

〔礬石丸方〕

礬石三分燒　杏仁一分

右二味、末之、煉蜜和丸棗核大、内臓中、劇者再内之。

16 婦人六十二種風、及腹中血氣刺痛、紅藍花酒主之。

〔紅藍花酒方〕（疑非仲景方）

紅藍花　一兩

右一味、以酒一大升、煎減半、頓服一半、未止再服。

17 婦人腹中諸疾痛、當歸芍藥散主之。

當歸芍藥散方（見前妊娠中）

18 婦人腹中痛、小建中湯主之。

小建中湯方（見前虚勞中）

19 問曰、婦人病、飲食如故、煩熱不得臥、而反倚息者、何也。師曰、此名轉胞、不得溺也。

以胞系了戻、故致此病、但利小便則愈、宜腎氣丸主之。

〔腎氣丸方〕

乾地黄　八兩　薯蕷　四兩　山茱萸　四兩　澤瀉　三兩　茯苓　三兩　牡丹皮　三兩　桂枝　一兩　附子　炮一兩

右八味、末之、煉蜜和丸梧子大、酒下十五丸、加至二十五丸、日再服。

20 〔蛇床子散方〕温陰中坐藥

蛇床子仁

右一味、末之、以白粉少許、和令相得、如棗大、綿裹内之、自然温。

21 少陰脉滑而數者、陰中即生瘡、陰中蝕瘡爛者、狼牙湯洗之。

〔狼牙湯方〕

狼牙（三兩）

右一味、以水四升、煮取半升、以綿纏筋如繭、浸湯瀝陰中、日四遍。

22 胃氣下泄、陰吹而正喧、此穀氣之實也、膏髮煎導之。

膏髮煎方（見黄疸中）

23 〔小兒疳蟲蝕齒方〕（疑非仲景方）

雄黄　葶藶

右二味、末之、取臘月猪脂、鎔、以槐枝綿裹頭四五枚、點藥烙之。

雜療方 第二十三 論一首 證一條 方二十三首

[1] 退五藏虛熱〔四時加減柴胡飲子方〕

冬三月加 柴胡（八分） 白朮（八分） ○蔯皮（五分） 大腹檳榔○（四枚并皮子用） 生薑（五分） 桔梗（七分）

春三月加 枳實 減白朮（共六味）

夏三月加 生薑（三分） 枳實（五分） 甘草（三分共八味）

秋三月加 ○蔯皮（三分共六味）

右各㕮咀、分為三貼、一貼以水三升、煮取二升、分温三服、如人行四五里進一服。如四體壅、添甘草少許、每貼分作三小貼、每小貼以水一升、煮取七合、温服、再合滓為一服、重煮都成四服。（疑非仲景方）

[2] 〔長服訶梨勒丸方〕（疑非仲景方）

訶梨勒（煨） ○蔯皮 厚朴（各三兩）

3 右三味、末之、煉蜜丸如梧子大、酒飲服二十丸、加至三十丸。

〔三物備急丸方〕見千金。司空裴秀、為散用亦可、先和成汁、乃傾口中、令從齒間得入、至良驗。

大黃一兩　乾薑一兩　巴豆一兩去皮心熬外研如脂

右藥各須精新、先擣大黃、乾薑為末、研巴豆內中、合治一千杵、用為散、蜜和丸亦佳、密器中貯之、莫令歇。主心腹諸卒暴百病。若中悪客忤、心腹脹滿、卒痛如錐刺、氣急口噤、停尸卒死者、以煖水若酒服大豆許三四丸、或不下、捧頭起、灌令下咽、須臾當差、如未差、更與三丸、當腹中鳴、即吐下便差。若口噤、亦須折齒灌之。

4 治傷寒令愈不復。

〔紫石寒食散方〕見千金翼

紫石英　白石英　赤石脂　鍾乳碓鍊　括蔞根　防風　桔梗　文蛤　鬼臼各十分

太一餘粮十分燒　乾薑　附子炮去皮　桂枝去皮各四分

右十三味、杵為散、酒服方寸匕。

5 〔救卒死方〕薤擣汁灌鼻中。

又方：雄雞冠割取血、管吹内鼻中。
猪脂如雞子大、苦酒一升煮沸灌喉中。
雞肝及血塗面上、以灰圍四旁、立起。
大豆二七粒、以雞子白并酒和、盡以呑之。

6 〔救卒死而壯熱者方〕
礬石半斤、以水一斗半煮消、以漬脚令没踝。

7 〔救卒死而目閉者方〕
騎牛臨面、擣薤汁灌耳中、吹皁莢末鼻中、立效。

8 〔救卒死而張口反折者方〕
灸手足兩爪後十四壯了、飲以五毒諸膏散。（有巴豆者）

9 〔救卒死而四肢不收失便者方〕
馬屎一升、水三斗、煮取二斗以洗之。又取牛洞（稀糞也）一升、温酒灌口中、灸心下一寸、臍上三寸、臍下四寸各一百壯、差。

10 〔救小兒卒死而吐利不知是何病方〕

狗屎一丸、絞取汁以灌之。無濕者、水煮乾者取汁。

11 〔尸蹶脉動而無氣、氣閉不通、故靜而死也、治方〕（脉證見上卷）

菖蒲屑、内鼻兩孔中吹之、令人以桂屑着舌下。

又方：剔取左角髮方寸燒末、酒和、灌令入喉、立起。

12 〔救卒死客忤死、〔還魂湯〕主之。方〕（千金方云、主卒忤鬼擊飛尸、諸奄忽、氣絶無復覺、或已無脉、口噤拗不開、去齒下湯、湯下口不下者、分病人髮左右、捉擒肩引之、藥下、復增取一升、須臾立甦。）

麻黄（三兩去節 一方四兩）　杏仁（七十箇 去皮尖）　甘草（一兩 炙）（千金用桂心二兩）

右三味、以水八升、煮取三升、去滓、分令咽之。通治諸感忤。

又方：韭根（一把）　烏梅（二七箇）　呉茱萸（半升 炒）

右三味、以水一斗煮之、以病人櫛内中、三沸、櫛浮者生、沈者死。煮取三升、去滓、分飲之。

13 〔救自縊死、旦至暮雖已冷、必可治。暮至旦、少難也、恐此當言陰氣盛故也。然夏時夜短於晝、又熱猶應可治。又云、心下若微温者、一日以上、猶可治之。方〕

徐徐抱解、不得截縄、上下安被臥之。一人以脚踏其兩肩、手少挽其髪常弦弦勿縱之。一人以手按據胸上、數動之。一人摩将臂脛屈伸之、若已殭、但漸漸强屈之、并按其腹。如此一炊頃、氣從口出、呼吸眼開、而猶引按莫置、亦勿苦勞之、須臾、可少桂湯及粥清含與之、令濡喉、漸漸能嚥、及稍止。若向令兩人以管吹其兩耳罙好。此法最善、無不活也。

14 〔凡中暍死、不可使得冷、得冷便死、療之方〕

屈草帶、繞暍人臍、使三兩人溺其中、令温。亦可用熱泥和屈草、亦可扣瓦椀底按及車缸以着暍人、取令溺、須得流去。此謂道路窮、卒無湯、當令溺其中、欲使多人溺、取令温若湯便可與之。不可泥及車缸、恐此物冷、暍既在夏月、得熱泥土、暖車缸、亦可用也。

15 〔救溺死方〕

取竈中灰兩石餘、以埋人、從頭至足、水出七孔、即活。

16 右療自縊溺暍之法、並出自張仲景為之、其意殊絶、殆非常情所及、本草所能關、實救人之大術矣。傷寒家數有暍病、非此遇熱之暍。（見外臺肘後目。）

〔治馬墜及一切筋骨損方〕（見肘後方）

大黃（一兩切浸湯成下）　緋帛（如手大燒灰）　亂髮（如雞子大燒灰用）　久用炊單布（一尺燒灰）　敗蒲（一握三寸）　桃仁（四十九箇去皮尖熬）

甘草（如中指節炙剉）

右七味、以童子小便量多少煎湯成、内酒一大盞、次下大黃、去滓、分温三服。先剉敗蒲席半領、煎湯浴、衣被盖覆、斯須通利數行、痛楚立差。利及浴水赤、勿怪、即瘀血也。

禽獸魚蟲禁忌并治　第二十四　論辨二首　合九十法　方二十二首

凡飲食滋味、以養於生、食之有妨、反能為害、自非服藥煉液、焉能不飲食乎。切見時人、不閑調攝、疾疢競起、若不因食而生、苟全其生、須知切忌者矣。所食之味、有與病相宜、有與身為害、若得宜則益體、害則成疾、以此致危、例皆難療。凡煮藥飲汁、以解毒者、雖云救急、不可熱飲、諸毒病得熱更甚、宜冷飲之。

2 肝病禁辛、心病禁鹹、脾病禁酸、肺病禁苦、腎病禁甘。春不食肝、夏不食心、秋不食肺、冬不食腎、四季不食脾。辨曰、春不食肝者、為肝氣王、脾氣敗、若食肝、則又補肝、脾氣敗尤甚、不可救。又肝王之時、不可以死氣入肝、恐傷魂也。若非王時即虛、以肝補之佳、余藏準此。

3 凡肝臟自不可輕噉、自死者彌甚。

4 凡心皆為神識所舍、勿食之、使人来生復其報對矣。

5 凡肉及肝、落地不着塵土者、不可食之。

6 猪肉落水浮者、不可食。

7 諸肉及魚、若狗不食、鳥不啄者、不可食。

8 諸肉不乾、火炙不動、見水自動者、不可食之。

9 肉中有如朱點者、不可食之。

六畜肉熱血不断者、不可食之。

父母及身本命肉、食之令人神魂不安。

食肥肉及熱羹、不得飲冷水。

諸五臟及魚、投地塵土不汚者、不可食之。

穢飯、餒肉、臭魚、食之皆傷人。

自死肉、口閉者、不可食之。

六畜自死、皆疫死、則有毒、不可食之。

獸自死、北首及伏地者、食之殺人。

食生肉、飽飲乳、变成白蟲。(一作血蠱)

疫死牛肉、食之令病洞下、亦致堅積、宜利藥下之。

脯藏米甕中、有毒、及經夏食之、發腎病。

〔治自死六畜肉中毒方〕

黄蘗屑、擣服方寸匕。

22 〔治食鬱肉漏脯中毒方〕鬱肉、密器蓋之、隔宿者是也、漏脯、茅屋漏下沾着者是也。

燒犬屎、酒服方寸匕、每服人乳汁亦良。飲生韮汁三升、亦得。

23 〔治黍米中藏乾脯食之中毒方〕

大豆、濃煮汁飲數升即解。亦治狸肉漏脯等毒。

24 〔治食生肉中毒方〕

掘地深三尺、取其下土三升、以水五升煮數沸、澄清汁、飲一升、即愈。

25 〔治六畜鳥獸肝中毒方〕

水浸豆豉、絞取汁、服數升愈。

26 馬脚無夜眼者、不可食之。

27 食酸馬肉、不飲酒、則殺人。

28 馬肉不可熱食、傷人心。

29 馬鞍下肉、食之殺人。

30 白馬黑頭者、不可食之。

31 白馬青蹄者、不可食之。

32 馬肉、豚肉共食、飽醉臥、大忌。

33 驢、馬肉合猪肉食之、成霍亂。

34 馬肝及毛、不可妄食、中毒害人。

35 〔治馬肝毒中人未死方〕

雄鼠屎二七粒、末之、水和服、日再服。屎尖者是

又方：人垢、取方寸匕、服之佳。

36 〔治食馬肉中毒欲死方〕

香豉二兩　杏仁三兩

右二味、蒸一食頃熟、杵之服、日再服。

又方：煮蘆根汁飲之良。

37 疫死牛、或目赤、或黃、食之大忌。

38 牛肉共猪肉食之、必作寸白蟲。

39 青牛腸、不可合犬肉食之。

40 牛肺從三月至五月、其中有蟲如馬尾、割去勿食、食則損人。

41 牛、羊、猪肉、皆不得以楮木、桑木蒸炙、食之令人腹内生蟲。

42 噉蛇牛肉殺人。何以知之。噉蛇者、毛髪向後順者是也。

43 〔治噉蛇牛肉食之欲死方〕

飲人乳汁一升、立愈。

44 又方：以泔洗頭、飲一升愈。牛肚細切、以水一斗、煮取一升、煖飲之、大汗出者愈。

〔治食牛肉中毒方〕

甘草煮汁飲之、即解。

45 羊肉其有宿熱者、不可食之。

47 羊肉不可共生魚、酪食之、害人。

47 羊蹄甲中有珠子白者、名羊懸筋、食之令人癲。

48 白羊黑頭、食其腦、作腸癰。

49 羊肝共生椒食之、破人五藏。

50 猪肉共羊肝和食之、令人心悶。

51 猪肉以生葫荽同食、爛人臍。

52 猪脂不可合梅子食之。

53 猪肉和葵食之、少氣。

54 鹿人不可和蒲白作羹、食之發悪瘡。

55 麋脂及梅李子、若妊婦食之、令子青盲、男子傷精。

56 麞肉不可合蝦及生菜、梅、李果食之、皆病人。

57 痼疾人不可食熊肉、令終身不愈。

58 白犬自死、不出舌者、食之害人。

59 食狗鼠餘、令人發瘻瘡。

60 〔治食犬肉不消、心下堅、或腹脹、口乾大渴、心急發熱、妄語如狂、或洞下方〕

杏仁（一升合皮熟研用）

右一味以沸湯三升、和取汁、分三服、利下肉片、大驗。

61 婦人妊娠、不可食兎肉、山羊肉、及鱉、雞、鴨、令子無聲音。

62 兎肉不可合白雞肉食之、令人面發黃。

63 兎肉着乾薑食之、成霍亂。

64 凡鳥自死、口不閉、翅不合者、不可食之。

65 諸禽肉、肝青者、食之殺人。

66 雞有六翮四距者、不可食之。

67 烏雞白首者、不可食之。

68 雞不可共葫蒜食之、滯氣。（一云雞子）

69 山雞不可合鳥獸肉食之。

70 雉肉久食之、令人瘦。

71 鴨卵不可合鱉肉食之。

72 婦人妊娠、食雀肉、令子淫亂無恥。

73 雀肉不可合李子食之。

74 燕肉勿食、入水為蛟龍所噉。

75 〔鳥獸有中毒箭死者、其肉有毒、解之方〕

大豆、煮汁及鹽汁、服之解。

76 魚頭正白如連珠至脊上、食之殺人。

77 魚頭中無腮者、不可食之、殺人。

78 魚無腸膽者、不可食之、三年陰不起、女子絶生。

79 魚頭似有角者、不可食之。

80 魚目合者、不可食之。

81 六甲日、勿食鱗甲之物。

82 魚不可合雞肉食之。

83 魚不得合鸕鷀肉食之。

84 鯉魚鮓、不可合小豆藿食之。其子不可合猪肝食之、害人。

85 鯉魚不可合犬肉食之。

86 鯽魚不可合猴雉肉食之。一云不可合猪肝食。

87 鯷魚合鹿肉生食、令人筋甲縮。

88 青魚鮓、不可合生葫荽及生葵并麥中食之。

89 鰌鱔不可合白犬血食之。

90 龜肉不可合酒果子食之。

91 鱉目凹陷者、及厭下有王字形者、不可食之。

92 又其肉不得合雞、鴨子食之。

93 龜鱉肉不可合莧菜食之。

94 鰕無鬚、及腹下通黑、煮之反白者、不可食之。

95 食膾、飲乳酪、令人腹中生蟲為瘕。

96 〔鱠食之、在心胸間不化、吐復不出、速下除之、久成癥病、治之方〕

橘皮一兩　大黃二兩　朴硝二兩

右三味、以水一大升、煮至小升、頓服即消。

97 〔食鱠多不消、結為癥病、治之方〕

馬鞭草

右一味、搗汁飲之。或以薑葉汁飲之一升、亦消。又可服吐藥吐之。

98 〔食魚後食毒、兩種煩亂、治之方〕

橘皮

濃煎汁服之、即解。

99 〔食鯸鮧魚中毒方〕

蘆根

煮汁服之、即解。

100 蟹目相向、足班目赤者、不可食之。

101 〔食蟹中毒治之方〕

紫蘇

煮汁飲之三升。紫蘇子搗汁飲之、亦良。

又方：冬瓜汁飲二升　食冬瓜亦可。

102 凡蟹未遇霜、多毒、其熟者乃可食之。

103 蜘蛛落食中、有毒、勿食之。

104 凡蜂、蠅、蟲、蟻等多集食上、食之致瘻。

果實菜穀禁忌并治　第二十五

1 果子生食、生瘡。

2 果子落地經宿、蟲蟻食之者、人大忌食之。

3 生米停留多日有損處、食之傷人。

4 桃子多食、令人熱、仍不得入水浴、令人病淋瀝寒熱病。

杏酪不熟、傷人。

梅多食、壞人齒。

李不可多食、令人臚脹。

林檎不可多食、令人百脉弱。

橘柚多食、令人口爽、不知五味。

梨不可多食、令人寒中、金瘡、産婦、亦不宜食。

櫻桃、杏、多食、傷筋骨。

安石榴不可多食、損人肺。

胡桃不可多食、令人動痰飲。

生棗多食、令人熱渴氣脹、寒熱羸痩者、彌不可食、傷人。

〔食諸果中毒治之方〕

猪骨（燒過）

右一味、末之、水服方寸匕。亦治馬肝、漏脯等毒。

16 木耳赤色及仰生者、勿食。菌仰巻及赤色者、不可食。

17 〔食諸菌中毒、悶亂欲死、治之方〕

人糞汁飲一升、土漿飲一二升、大豆濃煮汁飲之、服諸吐利藥、並解。

18 〔食楓柱菌而哭不止、治之以前方〕

19 〔誤食野芋、煩毒欲死、治之以前方〕其野芋根、山東人名魁芋、人種芋、三年不收、亦成野芋、並殺人。

20 〔蜀椒閉口者有毒、誤食之、戟人咽喉、氣病欲絶、或吐下白沫、身體痺冷、急治之方〕

肉桂煎汁飲之、多飲冷水一二升、或食蒜、或飲地漿、或濃煮豉汁飲之、並解。

21 正月勿食生葱、令人面生游風。

22 二月勿食蓼、傷人腎。

23 三月勿食小蒜、傷人志性。

24 四月、八月勿食胡荽、傷人神。

25 五月勿食韮、令人乏氣力。

26 五月五日勿食一切生菜、發百病。

27 六月、七月勿食茱萸、傷神氣。

28 八月、九月勿食薑、傷人神。

29 十月勿食椒、損人心、傷心脉。

30 十一月、十二月勿食薤、令人多涕唾。

31 四季勿食生葵、令人飲食不化、發百病、非但食中、藥中皆不可用、深宜慎之。

32 時病差未健、食生菜、手足必腫。

33 夜食生菜、不利人。

34 十月勿食被霜生菜、令人面無光、目澁心痛、腰疼、或發心瘧、瘧發時、手足十指爪皆青、困委。

35 葱、韮初生芽者、食之傷人心氣。

36 飲白酒食生韮、令人病增。

37 生葱不可共蜜食之、殺人。獨顆蒜、彌忌。

38 棗合生葱食之、令人病。

39 生葱和雄雞、雉、白犬肉食之、令人七竅經年流血。

40 食糖、蜜後四日内食生葱、蒜、令人心痛。

41 夜食諸薑、蒜、葱等、傷人心。

42 蕪菁根、多食令人氣脹。

43 薤不可共牛肉作羹、食之成瘕病、韮亦然。

44 蓴多食、動痔疾。

45 野苣不可同蜜食之、作内痔。

47 白苣不可共酪同食、作䘌蟲。

47 黄瓜食之、發熱病。

48 葵心不可食、傷人。葉尤冷、黄背赤莖者、勿食之。

49 胡荽久食之、令人多忘。

50 病人不可食胡荽及黄花菜。

51 芋不可多食、動病。

52 妊婦食薑、令子餘指。

53 蓼多食、發心痛。

54 蓼和生魚食之、令人奪氣、陰核疼痛。

55 芥菜不可共兎肉食之、成悪邪病。

56 小蒜多食、傷人心力。

57 〔食躁或躁方〕

豉

濃煮汁飲之。

58 〔鈎吻與芹菜相似、誤食之殺人、解之方〕肘後云、與茱萸食芥相似。

薺苨八兩

右一味、水六升、煮取二升、分温二服。鈎吻生地傍無他草、其莖有毛者、以此別之。

59 〔菜中有水莨菪、葉圓而光、有毒、誤食之、令人狂亂、状如中風、或吐血。治之方〕

甘草

煮汁服之、即解。

60 〔春秋二時、龍帯精入芹菜中、人偶食之為病。發時手青腹滿、痛不可忍、名蛟龍病、治之方〕

硬糖二三升

右一味、日兩度服之、吐出如蜥蜴三五枚、差。

61 〔食苦瓠中毒、治之方〕

黎穰

煮汁、數服之、解。

62 扁豆、寒熱者不可食之。

63 久食小豆、令人枯燥。

64 食大豆屑、忌噉猪肉。

65 大麥久食、令人作癬。

66 白黍米不可同飴蜜食、亦不可合葵食之。

67 莜麥麵多食之、令人髮落。

68 鹽多食、傷人肺。

69 食冷物、氷人齒。

70 食熱物、勿飲冷水。

71 飲酒、食生蒼耳、令人心痛。

72 夏月大醉汗流、不得冷水洗着身、及使扇、即成病。

73 飲酒大忌灸腹背、令人腸結。

74 醉後勿飽食、發寒熱。

75 飲酒食猪肉、臥秫稲穰中、則發黄。

76 食飴、多飲酒大忌。

77 凡水及酒、照見人影動者、不可飲之。

78 醋合酪食之、令人血瘕。

79 食白米粥、勿食生蒼耳、成走疰。

80 食甜粥已、食鹽即吐。

81 犀角筋攪飲食、沫出、及澆地墳起者、食之殺人。

82 〔飲食中毒、煩滿、治之方〕

苦參三兩　苦酒一升半

右二味、煮三沸、三上、三下服之、吐食出即差。或以水煮亦得。

又方：犀角湯亦佳。

83 〔貪食、食多不消、心腹堅滿痛、治之方〕

鹽一升　水三升

右二味、煮令鹽消、分三服、當吐出食、便差。

84 礬石生入腹、破人心肝、亦禁水。

85 商陸以水服、殺人。

86 葶藶子傅頭瘡、藥成入腦、殺人。

87 水銀入人耳、及六畜等、皆死、以金銀着耳邊、水銀則吐。

88 苦練無子者、殺人。

89 凡諸毒、多是假毒以投、無◦知時宜煮甘草薺苨汁飲之。通除諸毒藥。

傷寒雑病論（『傷寒論』『金匱要略』）

1981年4月10日	第1版	第1刷発行
1987年6月19日	増訂版	第1刷発行
1990年1月20日	二訂版	第1刷発行
2000年1月12日	三訂版	第1刷発行
2024年4月20日		第6刷発行

■編　者　日本漢方協会学術部
■発行者　井ノ上　匠
■発行所　東洋学術出版社
〒272-0021　千葉県市川市八幡2-16-15-405
販売部：電話 047（321）4428　FAX 047（321）4429
e-mail　hanbai@chuui. co. jp
編集部：電話 047（335）6780　FAX 047（300）0565
e-mail　henshu@chuui. co. jp
ホームページ　http://www. chuui. co. jp/

印刷・製本――丸井工文社

ISBN978-4-924954-57-1 C3047

処 方 索 引

ゴシックの数字は，処方の内容が記載されている頁数を示す。

く

け

こ

さ

ち

つ

て

と

な

に

は

ひ

『傷寒論』日中条文番号対照表

○本表は，日中両国で使われている主な『傷寒論』解説書の条文番号を対照したものである．なお本書の「凡例」および「あとがき」参照．

○対照した５文献は以下の略称で示した．

「**成都**」――成都中医学院主編『傷寒論釈義』(中医学院試用教材重訂本1964年版)．これは近年刊行された全国高等医薬院校試用教材の一つである湖北中医学院主編『傷寒論選読』(中医専業用)(上海科学技術出版社，1979年)でも底本として使われており，劉渡舟著・勝田ら訳『中国傷寒論解説』(当社刊，1983年)の条文番号もこれを使用している．なおこの本は1978年，上海科学技術出版社が再版した．

「**南京**」――南京中医学院傷寒教研組編著『傷寒論訳釈(上下)』(第２版．上海科学技術出版社，1980年)．これは第１版が1959年の発行で，全22篇の原文について校勘・現代訳・解説その他を行っている．上海中医学院中医基礎理論教研組校注『傷寒論』(上海人民出版社，1976年)と「**本書**」はこれに準じている．

「**奥田**」――奥田謙蔵著『傷寒論講義』(医道の日本社，1965年)．

「**大塚**」――大塚敬節著『臨床応用・傷寒論解説』(創元社，1966年)．著者の紹介した「康平本」の原文(15字詰)の解説の省略(表中の**△印**)が若干ある．また追論(13～14字詰)の解説(表中の**下線部**)も含んでいる．

「**長沢**」――長沢元夫著『康治本傷寒論の研究』(健友館，1982年)．「康治本」の研究書．

○条文の分け方が違う場合は，「備考」で条文の初めの部分を示す等の注記をした．なお，字句の異同は注記しなかった．

(文責者・谷田伸治)

成都	南京 本書	奥田	大塚	長沢	備　考
太陽病(上)					
1	1	1	1	1	
2	2	2	2	2	
3	3	3	3	3	
4	4	4			
5	5	5			
6	6	6	△		
7	7	7			
8	8	8			
9	9	9			
10	10	10			
11	11	11			
12	12	12	4	4	
13	13	13	5	5	
14	14	14	6	6	
15	15	15	7		
16	16	16	8		
17*	〃	17*			*桂枝本為解～
18	17	18			
19	18	19			
20	19	20			
21	20	21	9	7	
22	21	22	10	8	
〃	22*	〃	〃		*若微悪寒者～
23	23	23	11		
24	24	24	12		
25	25	25	13		
26	26	26	14	10	
27	27	27	15		
28	28	28	16	9	
29	29	29	17	11	
30	30	30			

成都	南京本書	奥田	大塚	長沢	備考
太陽病（中）					
31	31	31	18	12	
32	32	32	19	13	
33	33	33	20	14	
34	34	34	21		
35	35	35	22	15	
36	36	36			
37	37	37			
38	38	38	23	16	
39	39	39	24	17	
40	40	40	25		
41	41	41	26		
42	42	42	27		
43	43	43	28		
44	44	44	29		
45	45	45			
46	46	46	30		
47	47	47			
48	48	48	31		
49	49	49			
50	50	50			
51	51	51			
52	52	52			
53	53	53			
54	54	54			
55	55	55	32		
56	56	56			
57	57	57			
58	58	58			
59	59	59	*△		*50条に続く
60	60	60	*△		
61	61	61	51	18	
62	62	62	33		
63	63	63	34	19	
64	64	64	35		
65	65	65	36	20	
66	66	66	37		
67	67	67	38	21	
68	68	68	39	*23	*,*2 1条文を構成
69	69	69	40	22	
70	70	70	41	*2 23	
71	71	71	42		
72	72	72	43		
73	73	73	44		
74	74	74	45		
75	75	75			*発汗後飲水～
*76	〃	*76			
77	76	77	△		*2 発汗吐下後～
*2 78	〃	*2 78	*2 46	24	
〃	〃	*3 79	〃		*3 若少気～
79	77	80	47	64	
80	78	81	48		
81	79	82	49		
82	80	83	50		
83	81	84			
84	82	85	52	25	
85	83	86			
86	84	87			
87	85	88			
88	86	89			
89	87	90			
90	88	91			
91	89	92			
92	90	93			
93	91	94	53		
94	92	95			
95	93	96	△		
96	94	97	△		
97	95	98			
98	96	99	54	26	
99	97	100			

成都	南京本書	奥田	大塚	長沢	備　考
99	99	10*1			*服柴胡湯
100	98	102			已～
101	99	103	55	27	
102	100	104	56	28	
103	101	105			
10*4	〃	10*6			*凡柴胡湯
105	102	107	57	29	病証～
106	103	108	58	30	
107	104	109	59		
108	105	110	△		
109	106	111	60	31	
110	107	112	61		
111	108	113			
112	109	114			
113	110	115	△		
114	111	116	△		
115	112	117	62		
116	113	118			
117	114	119	63		
118	115	120			
119	116	121			*脈浮宜以
1*20	〃	12*2			浮解～
〃	〃	1*223			*2欲自解者
121	117	124	64		必～
122	118	125	65		
123	119	126			
124	120	127	△		
125	121	128			
126	122	129			
127	123	130	66		
128	124	131	67		
129	125	132	68		
130	126	133	69		
131	127	134			

成都	南京本書	奥田	大塚	長沢	備　考
太陽病（下）					
132	128	135			
〃	12*9	〃			*何謂蔵結
133	130	136			答曰～
134	131	137			
13*5	〃	13*8	*70		*結胸者項
136	132	139			亦～
137	133	140			
138	134	141	71		
139	135	142	72	32	
140	136	143	73		
141	137	144	74	33	
142	138	145	75		
143	139	146	△		
144	140	147	△		
145	141	148	76		
14*6	〃	〃	〃		*寒実結胸
147	142	149			無～
148	143	150			
149	144	151	77		
150	145	152			
151	146	153	78		
152	147	154	79	34	
153	148	155	80		
154	149	156	81	35	
155	150	157	△		
156	151	158			
157	152	159	82	36	
158	153	160	83		
159	154	161	〃		
160	155	162	〃		
161	156	163	〃		
162	157	164	84	37	
163	158	165	85	38	
164	159	166	86		
165	160	167			

成都	南京本書	奥田	大塚	長沢	備　考
166	161	168	87		
167	162	169			
168	163	170	88		
169	164	171	△		
170	165	172	△		
171	166	173	89		
172	167	174			
173	168	175	90	42	
174	169	176	91	43	
175	170	177	92		
176	171	178			
177	172	179	93	40	
178	173	180	94	39	
179	174	181	95		
180	175	182	96		
181	176	183	97	41	
182	177	184	98		
183	178	185			
陽明病					
184	179	186			
185	180	187	99	44	
186	181	188			
187	182	189			
188	183	190			
189	184	191			
190	185	192	100		
〃	〃	193*	101*		*傷寒発熱
191	186	194			無汗～
192	187	195			
193	188	196			
194	189	197			
195	190	198			
196	191	199	102		
197	192	200			
198	193	201			
199	194	202			

成都	南京本書	奥田	大塚	長沢	備　考
200	195	203			
201	196	204			
202	197	205			
203	198	206			
204	199	207			
205	200	208			
206	201	209			
207	202	210			
208	203	211			
209	204	212			
210	205	213			
211	206	214			
212	207	215			
213	208	216	103	(45)*	*他に同文
214	209	217	104		なし
215	210	218			
〃	〃	219*			*直視～
216	211	220			
217	212	221	105		
218	213	222	106		
219	214	223	107		
220	215	224			
221	216	225			
222	217	226			
223	218	227			
224	219	228	108	47	
225	220	229	109		
226	221	230	110		*若渇欲飲
〃	222*	231*	〃		水～
〃	223*2	232*2	〃		*2若脈浮発
227	224	233			熱～
228	225	234			
229	226	235			
230	227	236			
231	228	237	111		
232	229	238	112		

成都	南京本書	奥田	大塚	長沢	備考
233	230	239	113		
234	231	240	114		
〃	232*	〃	〃		*脈但浮～
235	233	241	115		
236	234	242			
237	235	243			
238	236	244	116	46	
239	237	245	117		
240	238	246	118		
241	239	247			
242	240	248			
243	241	249	119		
244	242	250			
245	243	251	120		
246	244	252			
247	245	253			
〃	〃	254*			*陽脈実～
248	246	255			
249	247	256			
250	248	257	121		
251	249	258			
252	250	259			
253	251	260			
254	252	261	122		
255	253	262			
256	254	263			
257	255	264			
258	256	265	123		
259	257	266			
〃	258*	267*			*若脈数不解～
260	259	268			
261	260	269	124		
262	261	270	125		
263	262	271	126		

成都	南京本書	奥田	大塚	長沢	備考
少陽病					
264	263	272	127	48	
265	264	273	128		
266	265	274	129		
267	266	275	130		
〃	267*	276*	〃		*若已吐～
268	268	277			
269	269	278			
270	270	279			
271	271	280			
272	272	281			
太陰病					
273	273	282	131	*49,50	*他に同文なし
274	274	283			
275	275	284			
276	276	285	132		
277	277	286	133		
278	278	287			
279	279	288	134		
〃	〃	289*	〃	*2 50	*大実痛～ *2 第2段
280	280	290			
少陰病					
281	281	291	135	51	
282	282	292	136		
283	283	293			
284	284	294			
285	285	295			
286	286	296			
287	287	297			
288	288	298			
289	289	299			
290	290	300			
291	291	301			
292	292	302			
293	293	303			

成都	南京本書	奥田	大塚	長沢	備　考
294	294	304			
295	295	305			
296	296	306			
297	297	307			
298	298	308			
299	299	309			
300	300	310			
301	301	311	137		
302	302	312	138		
303	303	313	139	52	
304	304	314	140	53	
305	305	315	141	54	
306	306	316	142	55	
307	307	317	143		
308	308	318			
309	309	319	144	56	
310	310	320	145		
311	311	321	146	57	
312	312	322	147		
313	313	323	148		
314	314	324	149	58	
315	315	325	150		
316	316	326	151	59	
317	317	327	152	60	
318	318	328	153		
319	319	329	154	61	
320	320	330	155		
321	321	331	156		
322	322	332			
323	323	333	157	62	
324	324	334	158		
325	325	335			
厥陰病					
326	326	336	159	63	
327	327	337			
328	328	338			
329	329	339			
330	330	340			
331	331	341			
332	332	342			
333	333	343			
334	334	344			
335	335	345			
336	336	346			
337	337	347	160		
338	338	348	161		
339	339	349			
340	340	350			
341	341	351			
342	342	352			
343	343	353			
344	344	354			
345	345	355			
346	346	356			
347	347	357			
348	348	358			
349	349	359			
350	350	360	162	65	
351	351	361	163		
〃	*352	*362	〃		*若其人～
352	353	363	164		
353	354	364	165		
354	355	365	166		
355	356	366	167		
356	357	367			
357	358	368			
358	359	369	168		
359	360	370			
360	361	371			
361	362	372			*少陰負趺陽～
〃	〃	*373			

成都	南京本書	奥田	大塚	長沢	備考
362	363	374			
363	364	375			
364	365	376			
365	366	377			
366	367	378			
367	368	379			
368	369	380			
369	370	381	169		
370	371	382	170		
371	372	383	171		
372	373	384			
373	374	385			
374	375	386			
375	376	387			
376	377	388			
377	378	389	172		
378	379	390			
379	380	391			
380	381	392			

成都	南京本書	奥田	大塚	長沢	備考
霍乱病					
381	382	393			
382	383	394			
383	384	395			
〃	〃	396*			*下利後～
384	385	397	173		
385	386	398	174		
386	387	399			
387	388	400	175		
388	389	401	176		
389	390	402	177		
390	391	403	△		
陰陽易差後労復病					
391	392	404			
392	393	405	178		
393	394	406	179		
394	395	407	180		
395	396	408	181		
396	397	409	182		
397	398	410			

訂正字句一覧

○本文中の傍点(。)を附した部分は，底本中の字句を訂正したことを示す．以下にその一覧を，訂正前の字句とともに記す．
○凡例でも述べたように，底本中の異体字や俗字を改めたものには傍点は附されていない．
○なお，底本中の「脉」や「並」その他，訂正されていない字が若干ある．また，戦前の活字と『康熙字典』の字体で相違しているものもある．したがって本書は，常用漢字表のいわゆる康熙字典体で統一したものではない．
○字句の訂正にあたっては，特に同版本の縮印本である人民衛生出版社刊『金匱要略方論』(1956年）の「金匱要略方論勘誤表」を参照し，さらに校正者の責任において若干の追加をした．

(文責者・谷田伸治)

『傷寒論』

116頁１行「用前第一方」→「用前第二方」

194頁12行「大猪膽計」→「大猪膽汁」

194頁13行「家煎方」→「蜜煎方」

『金匱要略』

258頁10行「不遣形體」→「不遺形體」

259頁10行「少陰之時」→「少陽之時」

261頁８行「一作痓」→「一作痙」

263頁３行「芍薬三両」→「芍薬二両」

263頁４行「水七升」→「水一斗」

264頁11行「甘草二両」→「甘草一両」

265頁４行「麻黄云節」→「麻黄去節」

267頁10行「一物苽蒂湯」→「一物瓜蒂湯」

267頁12行「苽蒂二十箇」→「瓜蒂二十箇」

271頁７行「半夏半斤」→「半夏半升」

275頁１行「焼去腥」→「洗去腥」

275頁10行「日三服」→「日二服」

275頁11行「加括楼根汗」→「柴胡桂薑湯」

277頁１行「自能薬，助薬力」→「六十日止，即薬積」

277頁８行「十後」→「十發」

278頁２行「已摩疾上」→「已摩疢上」

278頁11行「附子二枚」→「附子二両」

279頁５行「烏豆」→「烏頭」

282頁３行「大棗十一枚」→「大棗十二枚」

283頁11行「四肢酸疼」→「四肢痠疼」

287頁５行「風含於肺」→「風舍於肺」

287頁10行「不咳者」→「不欬者」

288頁４行「一云」→「一法」

288頁５行「半升」→「半斤」

289頁10行「人参三両」→「人参二両」

291頁13行「皁莢二枚」→「皁莢一枚」

292頁７行「葦莖湯」→「葦莖湯」

294頁７行「甘爛水但」→「甘爛水法」

294頁７行「取水三升」→「取水二斗」

295頁１行「凡人」→「平人」

297頁13行「如桐子大」→「如梧子大」

298頁１行「冷腫上気」→「冷衝上気」

304頁７行「下利不飲食者」→「下利不欲食者」

307頁５行「皆同」→「皆闕」

308頁３，５，６行「麻子人」→「麻子仁」

311頁10行「茯桂朮甘湯」→「苓桂朮甘湯」

312頁12行「取九合」→「取八合」

314頁１行「朮防已」→「木防已」

315頁２，９行「亭歴」→「葶藶」

315頁８行「已椒歴黄」→「防已椒目葶藶大黄」

317頁３行「文肺癰中」→「及肺癰中」

318頁２行「茯苓五味……」→「桂苓五味……」

318頁７行「茯苓甘草五味薑辛湯方」→「苓甘五味加薑辛半夏杏仁湯方」

318頁11行「茯甘薑味辛夏仁黄湯方」→「苓甘薑味辛夏仁黄湯方」

327頁８行「如薬汁」→「如虀汁」

330頁10行「請言小」→「靖言了」

333頁12行「煮取三升」→「煮取二升」

334頁１行「方見消渇中」→「方見痰飲中」

334頁５行「苽蒂湯」→「瓜蒂湯」

335頁１行「夫脈浮」→「尺脈浮」

335頁12行「此為陰状」→「此為陰伏」

340頁８行「大棗十一枚」→「大棗十二枚」

341頁９行「脈腎」→「脈緊」

342頁６行「半夏半斤」→「半夏半升」

345頁12行「熱利重下者」→「熱利下重者」

349頁８行「閉口者汗」→「閉口去汗」

354頁１行「断三月不血也」→「断三月衃也」

362頁６行「茯苓二両」→「茯苓四両」

367頁13行「取臘日猪脂」→「取臘月猪脂」

368頁３，13行「陳皮」→「蔯皮」

368頁３行「檳郎」→「檳榔」

369頁6行「気急口禁」→「気急口噤」

369頁6行「以緩水苦酒」→「以煖水苦酒」

370頁8行「皁英末」→「皁莢末」

373頁3行「去皮尖契」→「去皮尖熬」

373頁6行「衣被蓋復」→「衣被蓋覆」

374頁12行「火灸」→「火炙」

378頁3行「桑木蒸灸」→「桑木蒸炙」

382頁6行「黿曲」→「黿肉」

382頁7行「壓下」→「厭下」

388頁6行「蕁多病」→「蕁多食」

389頁3行「陰欬」→「陰核」

389頁6行「食燥式燥方」→「食燥或燥方」

389頁11行「仿屋草」→「傍無他草」

390頁11行「大豆等」→「大豆屑」

393頁2行「元知時」→「無知時」

【三訂版第5刷訂正】

258頁8行「四肢纔覺重滯」→「四肢才覺重滯」

258頁9行「不遺形體有衰」→「不遣形體有衰」

259頁2行「骨節間病」→「骨節閒病」

259頁2行「語聲暗暗然不徹者」→「語聲喑喑然不徹者」

259頁2行「心膈間病」→「心膈閒病」

264頁8行「十一字」→「十三字」

267頁12行「二十箇」→「二七箇」

270頁6行「用後方主之」→「括蔞牡蠣散方主之」

274頁7行「外舍分肉之間」→「外舍分肉之閒」

277 頁 4 行「除熱癱瘤」→「除熱癱痡」

277 頁 10 行「防已一銭　桂枝三銭　防風三銭　甘草二銭」→「防已一分　桂枝三分　防風三分　甘草二分」

277 頁 11 行「以酒一盃、浸之一宿」→「以酒一杯、漬之一宿」

278 頁 8 行「身體魁羸」→「身體魁瘰」

280 頁 9 行「煖肌補中」→「暖肌補中」

281 頁 8 行「重困疲勞汗出」→「重因疲勞汗出」

287 頁 6 行「始萠可救」→「始萠可捄」

288 頁 5 行「大者八枚洗一法半斤」→「大者洗八枚一法半升」

288 頁 7 行「時時吐濁」→「時時唾濁」

296 頁 11 行「習習如癢」→「習習如痒」

299 頁 4 行「大黄二兩」→「大黄三兩」

302 頁 6 行「不可日再服」→「不可一日再服」

304 頁 4 行「以綿纏槌令碎」→「以綿纏搥令碎」

311 頁 5 行「皆大下後善虚」→「皆大下後喜虚」

311 頁 10 行「苓桂朮甘湯方」→「茯苓桂枝白朮甘草湯方」

313 頁 3 行「生薑三兩切」→「生薑三兩」

313 頁 8 行「半夏半升洗」→「半夏半升湯洗」

316 頁 6 行「多飲煖水」→「多飲暖水」

318 頁 11 行「苓甘薑味辛夏仁黄湯方」→「茯甘五味加薑辛半杏大黄湯方」

319 頁 5 行「溲數則堅」→「溲數即堅」

321 頁 4 行「飲服方寸匕」→「飲服半錢匕」

322 頁 6 行「身體為癢、癢為泄風」→「身體為痒、痒為泄風」

339 頁 8 行「大棗十二枚」→「大棗十二箇」

346頁6行「香豉四合絹裹」→「香豉四合綿裹」

349頁1行「桃仁五十枚」→「桃仁五十箇」

349頁9行「芍藥　厚朴各二分」→「芍藥二分　厚朴二分」

352頁7行「烏梅三百枚」→「烏梅三百箇」

354頁10行「胡氏治婦人胞動」→「胡洽治婦人胞動」

354頁11行「乾地黄六両」→「乾地黄六兩」

360頁5行「白頭翁　甘草　阿膠各二兩　秦皮　黄連　蘗皮各三兩」→
「白頭翁二兩　黄連　蘗皮　秦皮各三兩　甘草二兩　阿膠二兩」

364頁7行「䗪蟲各三兩」→「䗪蟲各三分」

366頁1行「内藏中」→「内臟中」

371頁9行「烏梅二十枚」→「烏梅二七箇」

372頁9行「煖車缸」→「暖車缸」

373頁3行「桃仁四十九枚去皮尖熬」→「桃仁四十九箇去皮尖熬」

374頁4行「辯曰」→「辨曰」

376頁1行「密器盖之」→「密器蓋之」

384頁3行「凡蠏未遇霜」→「凡蟹未遇霜」

385頁12行「猪骨燒灰」→「猪骨燒過」

386頁7行「飲冷水一二升」→「多飲冷水一二升」

〔採用原典〕

『傷寒論』…底本は趙開美版（明・万歴二十七年〔一五九九〕序）とし、句読点は宋成無己注・明汪済川校の人民衛生出版社『注解傷寒論』を参考とした。条文番号（漢数字）は、趙開美版を底本とする上海中医学院中医基礎理論教研室校注の『傷寒論』及び南京中医学院傷寒教研組編著の『傷寒論訳釈（上下）』を基礎とし、更に各篇毎の番号（アラビア数字）も附した

『金匱要略』…先年当協会で影印した趙開美版を底本としたが、条文番号を附すため改行した所が少なくない。条文番号（アラビア数字）については、譚日強編著の『金匱要略浅述』（人民衛生出版社）を参考としたが、附方についても番号を附した。また細部については、成都中医学院主編の『金匱要略選読』を参考とした。

なお、〔　〕は、処方検索を容易にするため附加したものである。傍線（――）は、底本にはないが補った部分であり、傍点（○）は誤字を訂正したことを示す。

平成十一年十二月吉日

日本漢方協会学術部
東京都新宿区西新宿八―一四―一七　アルテール新宿四〇一号
電話〇三（三三六九）七五一二　ＦＡＸ〇三（三三六三）六五八四

第三版あとがき

本書の初版は、日本漢方協会が創立十周年を記念して上梓したものである。

日本漢方協会は、正しい漢方知識の教育と普及を目的として、当代漢方医薬界の指導的諸先生のご援助を得て、これまで延べ数千名の受講者を対象として漢方特別講座および同通信教育講座を開催し、斯界に貢献してきている。

日本の漢方の支柱をなしている古典は、『傷寒論』と『金匱要略』の二書で、この両者を研修せずには漢方を学んだとはいわれないほどである。これら古典は二千年近く前のものであるので、原典は散佚してしまっている。そこで本書を編集するにあたっては、後世の中国で撰次された数種の伝本テキストの中から、最も信頼のおけるとされるものを採用し、二書を合して一冊とした。

第二版は、初版では省略されていた条文や細注を追加し、誤植を訂正するとともに全篇に条文番号を附した。特に『金匱要略』は、初版の底本（『古今医統正脈全書』に基づく人民衛生出版社版）と第二版の底本は異なっているので、一部に語句の違いがある。

さらに第三版では省略されていた刻仲景全書序・進呈箚子及び第五篇以下各篇の初めにある一字下げ子目の方剤の部分を追加した。字体は基本的に旧漢字を使用し、できるかぎり底本に近いものとした。